U0330331

膝骨性关节炎的中西医结合诊治

钟康华　梁汉坚　肖愫祺　主编

XIGU XING GUANJIEYAN DE
ZHONGXIYI JIEHE ZHENZHI

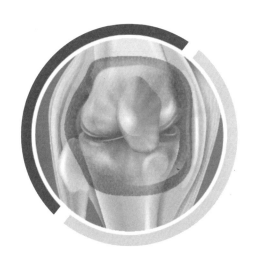

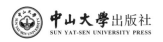 中山大学出版社
SUN YAT-SEN UNIVERSITY PRESS

·广州·

图书在版编目（CIP）数据

膝骨性关节炎的中西医结合诊治/钟康华，梁汉坚，肖愫祺主编. —广州：中山大学出版社，2023.5

ISBN 978 - 7 - 306 - 07794 - 3

Ⅰ.①膝…　Ⅱ.①钟…　②梁…　③肖…　Ⅲ.①膝关节—关节炎—中西医结合疗法　Ⅳ.①R684.305

中国国家版本馆 CIP 数据核字（2023）第 071535 号

出 版 人：王天琪
策划编辑：吕肖剑
责任编辑：吕肖剑
封面设计：曾　斌
责任校对：林　峥
责任技编：靳晓虹
出版发行：中山大学出版社
电　　话：编辑部 020 - 84110283，84113349，84111997，84110779，84110776
　　　　　发行部 020 - 84111998，84111981，84111160
地　　址：广州市新港西路 135 号
邮　　编：510275　传　　真：020 - 84036565
网　　址：http://www.zsup.com.cn　E-mail：zdcbs@mail.sysu.edu.cn
印 刷 者：广州市友盛彩印有限公司
规　　格：787mm×960mm　1/16　11.25 印张　194 千字
版次印次：2023 年 5 月第 1 版　2023 年 5 月第 1 次印刷
定　　价：48.00 元

《膝骨性关节炎的中西医结合诊治》编委会

Preface

前　言

　　医以济世，术贵乎精。随着时代变迁，人们在追求高效率、快节奏的同时，也享受着丰富生活带来的便利。然而，现代快节奏生活方式对人的身体健康也产生着不利的影响，特别表现在运动医学方面。近年来，我国流行病学研究发现，我国膝骨性关节炎发病率高于世界平均水平，且呈逐年增加趋势。我国的关节病科已经进入了一个新理念、新技术不断涌现的时期，经典理论、技术不断得到革新和完善，许多过去的疑难问题被逐一解决，同时又出现了许多新问题。基于此，编者通过对膝骨性关节炎临床诊治的经验总结，并结合最新临床研究进展，归纳、总结、分享膝骨性关节炎专科领域的成果和经验，希望更多关节病科医生能从中受益并提高自身技术水平，推动关节病科治疗技术的进一步发展。

目　录

Contents

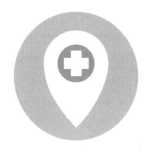

第一章 | 膝骨性关节炎概述

第一节　膝骨性关节炎的定义

　　骨性关节炎（osteoarthritis，OA）是一种进行性/退行性关节疾病，累及全身各大关节，其病理改变主要表现为关节软骨损伤、骨赘形成、软骨下骨改变、滑膜炎症和关节囊增生等。骨关节炎最早由 Garrod 于 1890 年提出。1991 年，美国风湿病学院诊断与治疗标准委员会将其定义为：一组引起关节症状和体征的临床综合征的异质性疾病，这类疾病与关节软骨完整性受损和软骨下骨板以及关节边缘骨变化有关[1]。该疾病的好发部位为人体的可动性大关节，如颈椎、腰椎、膝关节、髋关节等。

　　膝关节作为人体主要的负重关节，膝骨性关节炎（knee osteoarthritis，KOA）是骨性关节炎中最为常见的一种，多见于中老年患者。膝骨性关节炎又称老年性骨关节炎，是由创伤、扭伤等机械因素或遗传、发育、代谢所导致的软骨细胞、细胞外基质和软骨下骨的降解等生理变化所引起的。其病理特征是软骨的局部丢失、邻近骨的重塑及相关的炎症反应。其临床表现为膝关节疼痛、僵硬、关节活动受限，患者身体机能下降，严重降低了患者生活质量[2]。

　　中医古籍中并无"膝骨性关节炎"这一病名的记载。因气血不畅、营卫失司，表现出肢节疼痛、僵硬、活动困难的疾病多属于中医病证里的"痹证"范畴。中华医学对骨痹的认识当追溯到秦汉隋时期。《黄帝内经》（简称《内经》）最早提出了"骨痹"的病名。《内经·素问·长刺节论》曰"病在骨，骨重不可举，骨髓酸痛，寒气至，名曰骨痹"，点明了骨痹的发病部位在骨，其临床表现以关节沉重、疼痛为主要特点。这些描述与现代骨关节炎的临床表现相类似，但限于当时的科技条件，《内经》对骨痹的认识是从宏观层次，即从"痹证"的角度加以研究的。其还设立论"痹"的专篇，较详尽地论述了"痹"的概念、分类、病因、病机、证候特点、治疗和预后转归等。

　　《中藏经》中提出："痹者，闭也，五脏六腑感于邪气，乱于真气，闭而不仁，故曰痹。"KOA 在"膝痹""骨痹""痛痹""筋痹"及"着痹"等内容中可见相关描述。《症因脉治》中记载，"痹者闭也，经络闭塞，麻痹不仁，或攻注作痛，或凝结关节，或重著难移，手足偏废，故名曰痹"，描述了KOA膝痛、拘挛、活动困难等症状。

 第二节　膝关节的生理功能

　　膝关节是人体全身最大、结构最复杂的屈曲关节，它的主要功能是承受身体重量和做屈伸运动。

　　骨性膝关节由股骨远端、胫骨近端和髌骨共同组成。其中股骨内、外髁与胫骨内、外侧平台分别组成内、外侧胫股关节。髌骨与股骨滑车组成髌股关节。关节周围的骨性结构表面不光滑，存在很多突起，是韧带、关节囊和肌腱起止点。

　　股骨远端的前部称为滑车，其中央为滑车切迹。滑车切迹向下后延伸为髁间切迹（inter-condylar notch，ICN），向前上延伸止于滑车上隐窝。股骨远端的后部为股骨髁，由ICN分为股骨内髁和股骨外髁，分别与内、外滑车相延续，构成凸起的股骨关节面。从侧面看，股骨外髁弧度大于内髁。外髁较内髁更向前突起，而内髁比外髁更加向后延伸。

　　参与构成膝关节的胫骨平台关节面在冠状面上存在约3°内倾，在矢状面上存在约6°后倾。胫骨平台中央为一前一后两个髁间棘，为半月板和交叉韧带的附着部。外侧胫骨关节面的前1/3部为一逐渐上升的凹面，而后2/3则呈逐渐下降的凹面；内侧胫骨关节面则呈一种盘状凹陷。凸起的股骨关节面和凹陷的胫骨关节面彼此吻合，使膝关节得以在矢状面上做伸屈活动；然而外侧胫骨关节面的特征性凹陷结构又使得外侧胫股关节面并非完全吻合，从而允许膝关节在水平面上有一定的旋转活动。

　　膝关节前方的深筋膜绝大多数与肌肉和肌腱紧密粘连，在外侧与髂胫束下端相融合，在内侧与缝匠肌腱相融合。营养膝关节的动脉为腘动脉分支，穿过深筋膜浅出，包括膝上内侧动脉、膝上外侧动脉、膝下内侧动脉、膝下外侧动脉、膝中动脉、膝降动脉关节支、旋股外侧动脉降支和胫前返动脉等，在髌骨周围组成膝关节动脉网，营养关节及其周围的肌肉。

皮下的浅筋膜即脂肪层，位于深筋膜浅面。皮肤与髌骨之间的浅筋膜层称为髌前皮下囊。此囊被纤维分隔成数个小囊，其功能为在髌骨与皮肤间滑动以承载压力。股内侧皮神经、股中间皮神经、股外侧皮神经及隐神经髌下支共同形成髌丛。其中，隐神经自缝匠肌与股薄肌腱之间穿行深筋膜，在出深筋膜前发出髌下支，其大小差异较大。

伸膝装置主要包括股四头肌及肌腱、髌骨和髌韧带。股四头肌由股直肌、股内侧肌、股外侧肌及股中间肌组成，在下部融合成坚强的股四头肌腱，止于髌骨，并向下延伸为髌韧带。股四头肌的主要功能是伸膝，在股四头肌的四个组成部分中，股内侧肌最为重要，可以维持髌骨的位置，其参与整个伸直过程，在伸直最后的 $10° \sim 15°$ 时尤为重要——这是全部伸直过程的最重要阶段。在维持人体直立姿势上，股四头肌最为重要。对于维持下肢直立而言，最大的弱点为膝关节，由于膝关节是屈戌关节，主要沿水平轴做屈伸运动，膝关节的伸直运动及侧方运动受骨骼本身韧带所限制，因此唯一能防止膝关节屈曲的仅有股四头肌。

髌骨是人体内最大的籽骨，它与股四头肌、髌腱共同组成伸膝装置。髌骨厚度 $20 \sim 30$ mm，其中关节软骨最厚处可达 5 mm。髌骨前面粗糙，供股四头肌腱及髌韧带表层附着，后面光滑；其上 3/4 为关节面，由纵向的中央嵴、内侧嵴分为外侧关节面、内侧关节面和第 3 关节面，内、外侧关节面又被两条横嵴划分为上、中、下 3 部分，共计有 7 个关节面。髌骨后表面的下 1/4 位于关节外，是髌韧带的附着点。

髌骨在股骨髁前起滑车作用，同时压股骨向后，防止股骨前移。在伸膝过程中，髌骨逐渐前移，以加大力臂，有助于稳定膝关节。在膝关节前方有连于髌尖至胫骨转子的髌韧带，其为股四头肌腱的延续部，是全身最强大的韧带之一，长约 8 cm。髌韧带的中部即为关节平面。髌韧带两侧有自股内侧肌和股外侧肌延续来的内、外侧支持带以加强关节囊并防止髌骨向侧方滑脱。

膝关节内侧结构分为浅层、中间层和深层 3 层。浅层为大腿深筋膜的延续，包绕缝匠肌。其前方与股内侧肌的纤维相融合，构成髌内侧支持带；后方与覆盖腓肠肌及腘窝顶的深筋膜延续。中间层即内侧副韧带浅层，起自股骨内侧髁内收肌结节前下方，止于胫骨内侧关节面下方，被鹅足（缝匠肌、股薄肌、半腱肌肌腱）所遮。内侧副韧带浅层上方发出纤维止于髌骨内缘，形成内侧髌股韧带，后部纤维与关节囊和半膜肌腱融合。半膜肌腱止于胫骨后内侧面，有 3 个扩展部：一个扩展部自内侧副韧带浅层的深面止于关节囊附着处的下方；另一扩展部延续为腘肌筋膜；第 3 个扩展部向外上方延伸，经腘窝止于股骨外侧髁，形成腘斜韧带。深层即膝关节内侧的关节囊，附着于股骨和胫骨关节缘。内侧副韧带浅层的深面关节囊增厚部为内侧副韧带深层，起于股骨内上髁，与内侧半月板融合。内侧副韧带分为前、后两束，在关节屈伸时起着不同的作用。当膝关节屈曲时，韧带前束的后部纤维松弛，前部长纤维拉紧并后移；后束上方拉紧，下方松弛。伸直时，前束的前部纤维松弛，后部纤维强力拉紧；后束下方拉紧，上方松弛。膝关节外侧结构也分 3 层。浅层为大腿深筋膜的延续，主要结构包括髂胫束、股二头肌及肌腱和髌外侧支持带。其中髂胫束在伸膝时紧张，屈膝时松弛。膝关节后部主要结构为腘窝，呈菱形，有腘动、静脉和神经穿行。其上内界与半膜肌、半腱肌毗邻，上外界与股二头肌毗邻；下界内外侧与腓肠肌内外侧头毗邻。腘窝顶为腘筋膜，腘窝底为膝关节后部结构包裹，包括关节囊、腘肌和腘斜韧带、弓状韧带等。

　　膝关节内的主要稳定结构包括半月板、交叉韧带。半月板位于股骨及胫骨两关节面之间，由纤维软骨组织组成，其主要附着于胫骨，但可随股骨做一定范围的移动，以补偿胫骨髁面与股骨髁面的不适应，并起着限制和制动作用。半月板具有一定的弹性，能缓冲两骨面撞击，吸收震荡，保护膝关节。膝关节内有限制膝关节前后移动的交叉韧带。交叉韧带分前、后两束，在髁间窝中前后交叉。前交叉韧带起于股骨外髁的内面，向下内走行，止于胫骨髁间棘之前，纤维与外侧半月板前角纤维相交织。后交叉韧带起于股骨内髁髁间的前部，越过前交叉韧带内侧，斜行向下，止于胫骨髁间窝的后缘中部。前交叉韧带纤维分为前内侧及后外侧两部分，屈膝时前内侧部紧张，伸直时后外侧部紧张；在膝屈曲 $40° \sim 50°$ 时较松弛。在屈膝做前抽屉试验时，前交叉韧带的前内侧部限制其活动；后外侧部在膝伸直时，限制膝过伸活动。后交叉韧带在股骨侧的附着线相当于膝关节每个瞬间旋转中心，使后交叉韧带在屈膝过程中保持紧张状态，成为膝关节稳定的重要因素。后交叉韧带较前交叉韧带粗大。在膝关节屈曲位时，可防止胫骨后移；在伸直位时，可防止膝过伸，并可限制膝内、外旋转活动。

第三节　膝骨性关节炎的流行病学

随着人口的老龄化，膝骨性关节炎在我国非常普遍，其发病率因社会人口、经济和地理因素而异。流行病学调查发现，在年龄小于 60 岁人群中退行性膝骨性关节炎的发病率约为 5%，而在 60～75 岁人群中其发病率高达 50%，在 75 岁以上人群中发病率则高达 80% 以上。

我国 60 岁以上人群中，放射学上有膝骨性关节炎症状者占 34.1%，出现膝骨性关节炎症状者占 11.1%[3]。膝骨性关节炎的发病与年龄增长带来的机能退行引发的改变密切相关。现代医疗技术的不断发展延长了人类的平均寿命，膝骨性关节炎的患病率也将随之增加[4]，时间和金钱上耗费的成本也给患者及社会带来了沉重负担。与男性相比，膝骨性关节炎在女性群体中有较高的发病率。除此之外，遗传因素、外伤史、居住环境、职业等也是膝骨性关节炎发病的危险因素[5]。患者罹患有症状性膝骨性关节炎的终生风险估计为 44.7%[6]，膝关节外伤史者终生风险为 56.8%，肥胖人群的终生风险为 66.7%。

我国的膝骨性关节炎患病率为 8.1%，西北地区和西南地区的发病率远高于其他地区[7]。有报道显示，在中国，骨关节炎的总患病率为 15%，40 岁以上人群为 10%～17%，60 岁以上为 50%，75 岁以上则高达 80%[8]。在美国，60 岁以上的人群中，10% 以上的男性和 13% 的女性会受膝骨性关节炎的影响[9]。在中国，该病在中老年人群中的患病率为 7.2%（女性和男性分别为 9.8% 和 3.7%）[10,11]。

第四节　膝骨性关节炎的发病机制

膝骨性关节炎的发病机制非常复杂，是多种因素共同作用的结果。目前研究认为膝骨性关节炎的发病机制主要包括以下几种。

一、年龄增长

膝骨性关节炎的发病率随着年龄的增长而增加。这种趋势可能是一些生物因素随着年龄增加而改变的结果，包括软骨细胞对促进修复的生长因子反应性降低、韧带松弛、关节不稳、肌力减弱等。现代分子生物学表明，随着年龄的增加，细胞的增殖能力减退，甚至完全停滞，使功能细胞难以更新，脏器萎缩，功能减退。现认为人类细胞内染色体上的端区长度缩短是引起人类细胞复制能力降低并衰老的重要原因。随着年龄的增加，关节软骨常发生退行性变化，含水量和亲水性黏多糖减少，软骨素减少；有时关节软骨可全部退化，活动时由于关节两端骨面直接接触而引起剧痛。

二、肥胖

研究表明，体重与骨性关节炎的发生密切相关，肥胖的人易患骨性关节炎。

Felson 调查发现，女性体重减少 11 磅，骨性关节炎形成的风险相应减少 50%[12]。膝骨性关节炎的病史研究表明，肥胖可增加膝骨性关节炎的风险。肥胖可能通过两种机制促进膝骨性关节炎的发生：一是肥胖增加了承重关节的负荷，进而促使软骨破坏的发生；二是肥胖有可能通过代谢过程的中间产物诱发膝骨性关节炎，但此方面的机制有待进一步研究。

三、骨内压增高

由于骨血液动力学的改变，在骨髓腔容积不变的前提下增加内容物，引起压力增高，就表现为骨内压力增高。骨内压增高与骨性关节炎有密切的关系。Arnoldi 等[13]研究指出，骨内压在 5.3 kPa 以上者有膝关节休息痛，在 4.7 kPa 以下者不出现膝关节休息痛，骨内压高于 3.7 kPa 时有膝痛发生，若低于 3.7 kPa 则不会发生膝痛。静脉瘀滞是骨内压增高的主要机制[14]。骨内压增高并持续存在，一方面可使骨小梁发生坏死，坏死的骨小梁在吸收重建过程中使软骨下骨硬化梯度增加、吸收震荡能力下降以致软骨受力不均、局部压力变大，进而导致或加重软骨的损伤；另一方面可影响到关节滑液，使滑液 pH 下降、成分改变，干扰并破坏软骨细胞的正常代谢，导致细胞变性坏死，胶原纤维解聚，蛋白多糖分解，软骨下骨破坏、修复，最终发生骨性关节炎[15]。

四、自由基

自由基是含有一个或多个未配对电子、具有很强反应活性的基团，可对蛋白质、多肽、氨基酸进行修饰，改变其结构和活性，还可使细胞膜发生脂质过氧化，从而成为许多疾病发生的基础。Bukhardt 等在离体实验中发现自由基可抑制软骨基质蛋白多糖的合成，促进基质中蛋白多糖和胶原的降解[16]。骨性关节炎发生时，滑膜内中性粒细胞、巨噬细胞可释放出大量的超氧阴离子自由基和过氧化氢自由基[17]。自由基作用于软骨细胞后，引起细胞膜脂质过氧化，使丙二醛增多，丙二醛可与 DNA 发生交联，自由基也可直接攻击软骨细胞 DNA 及 DNA 合成所需的酶，使 DNA 链断裂、碱基损伤而影响到 DNA 的合成。氧自由基可以造成 II 型胶原的氧化损伤，使胶原纤维受损，不能有效地保护软骨细胞，造成软骨受损[18]。

自由基一方面直接攻击软骨细胞膜和 DNA 使其发生氧化损伤，甚至发生死亡；同时导致基质成分 II 型胶原和蛋白多糖的氧化损伤，从而丧失对软骨细胞的支撑和保护作用。软骨细胞生存的微环境恶化，使其无法从基质中获得充分营养，从而导致结构进一步损伤、功能进一步减退、胶原和蛋白多糖分泌减少。如此形成基质、软骨细胞之间的恶性循环，使软骨的强度和弹性降低、软骨损伤及退行性变，最终导致 KOA 典型的病理变化和临床症状[19]。

五、细胞因子

细胞因子在骨性关节炎的发生发展过程中起着调控作用。资料证实在 OA 患者的关节液中，白细胞介素 –1（IL-1）、肿瘤坏死因子（TNF）及一氧化氮（NO）等细胞因子的水平明显升高。1985 年 Wood 等首先报道了在 OA 患者的关节液中检测到了高水平的 IL-1，在免疫组化证实正常情况下，只有少数位于软骨表层的软骨细胞呈现分泌 IL-1 的阳性反应；而 OA 患者软骨组织的中、上层细胞及基质都显示出 IL-1 的强阳性反应。

白介素主要是由白细胞产生的作用于多个细胞的蛋白或信号分子构成，截至当前至少发现了 38 种白介素。白介素在传递信息、应激调节免疫细胞、增殖与分化 B 淋巴细胞和 T 淋巴细胞以及参与炎症反应过程中发挥着不可替代的作用。IL-1 来源于破骨细胞、成纤维细胞、巨噬细胞、软骨细胞等，是机体发生感染时，体内各类细胞发生应激反应所产生的细胞因子。IL-1 可以诱导 NF-kappB 家族成员 bcl-3 基因抑制因子的表达，从而抑制 bcl-3 的表达，促进软骨细胞的凋亡。此外，IL-1 可以促进软骨细胞和滑膜细胞合成基质金属蛋白酶（MMPs）和前列腺素 E（PGE），并且能抑制透明软骨特异性 Ⅱ 型胶原，Ⅸ 型胶原和蛋白多糖的合成。IL-1 和 TNF 有协同作用[20,21]。TNF 不仅可促进 PGE 的产生，而且可诱导软骨细胞产生过氧化反应，与 IL-1 共同促进软骨的吸收，从而介导骨性关节炎的软骨破坏。一氧化氮是关节软骨退变的重要炎性介质，其能通过减少 Ⅱ 型胶原 $\alpha 1$ 链 mRNA 的表达而抑制 Ⅱ 型胶原的合成，并且激活 MMPs，促使胶原降解和 PGE 升高[22,23]。

IL-6 是由单核细胞、成纤维细胞、巨噬细胞等多种细胞自发的或在各种应激条件下生成的细胞因子。IL-6 具有多效性，对人体内大部分细胞的生长、分化以及基因表达等都有作用。IL-6 对炎症具有促进作用，不仅可刺激炎症细胞聚集和激活炎症细胞，还可促进创伤后膝关节的疼痛及早期僵直的形成[24]。有学者通过检测 KOA 患者膝关节关节液内 IL-6 的浓度发现，IL-6 的浓度与 KOA 的严重程度无直线相关关系[25]。早、中期 KOA 患者关节液中 IL-6 含量较正常关节液明显升高，而晚期 KOA 患者关节液中 IL-6 含量较正常关节液呈下降趋势，因此 IL-6 虽然也是致炎因子，但是不能完全将 IL-6 作为辨别 KOA 严重程度和进展的指标

IL-17 是由 155 个氨基酸构成的含有 N‑末端信号肽的同型二聚体。Chen 等[26]通过 ELISA 检测原发性 KOA 患者血清和滑液中 IL-17 的浓度并结合 MRI 软骨病变分级评估膝关节损害程度，研究结果显示膝关节损害病情严重程度与 IL-17 浓度呈正比，IL-17 浓度越高，膝骨性关节炎病情越重，这表明滑液中 IL-17 的浓度可以作为反映 KOA 严重程度和进展的生化指标。

六、软骨酶降解

损伤的软骨细胞释放蛋白酶和胶原酶，可造成软骨基质的降解。在 OA 的软骨破坏过程中胶原蛋白原纤维的最早降解，主要是胶原酶 2 的作用。对 OA 的许多研究表明，OA 的软骨成分的合成与分解之间的动态平衡遭到了破坏，OA 的关节软骨分解代谢大于合成代谢[27]。研究表明，OA 关节软骨破坏的严重程度与中性蛋白酶和胶原酶的含量与活性呈正相关[28,29]。中性蛋白酶和胶原酶都是有金属依赖性的，属于 MMPs。MMPs 与基质金属蛋白酶抑制剂（TIMPs）之间的关系失衡，是 OA 软骨降解的重要机制[30]。OA 患者的关节液中 MMPs 要明显高于 TIMPs，二者间的相对平衡被破坏促进了软骨的降解，进而导致骨性关节炎的发生[31]。新近的研究显示，骨性关节炎发生时 IL-1 可使 MMPs 的基因表达上调[32]，但酶的激活与降解的具体途径，目前尚不清楚，有待进一步深入研究。若能将其途径揭示出来，无疑对临床 OA 的防治具有重要的意义。

七、免疫因素

有些学者根据患者关节反复肿胀、滑膜炎表现等症状推测 OA 的发生可能与免疫因素有关，认为其发生内因是关节软骨的自身免疫反应下降。实验证明，OA 患者关节液中 IgA、IgM 和 IgC 的含量下降且有补体 C3 沉着，因而降低了对炎症的反应能力，且关节易于感染，形成难以治愈的滑膜炎。但也有学者认为其发生是自身免疫反应增强的结果，一旦软骨受到某种损伤，软骨成分便可被暴露出来，引起抗自体软骨成分的自身免疫反应，产生的抗胶原抗体可抑制软骨细胞的 DNA、硫酸多糖和胶原的合成，加重软骨损伤，形成恶性循环[33]。近年来的研究表明，OA 的滑膜中常有炎性细胞浸润，T 淋巴细胞在浸润中的作用逐渐被认识[34]。浸润聚集的 T 淋巴细胞可以激活 CD_{69}、CD_{25}、CD_{38}、CD_{43}、CD_{45} 和人类白细胞抗原（HLA）class Ⅱ，进而产生抗原抗体反应，促进软骨细胞的破坏[35]。

八、基因因素

Ⅱ型胶原基因是关节软骨主要的结构成分，占 85% ～ 90%，是构成基质网的主要结构，是维持关节软骨正常理化性质、力学性质的主要基质。很多研究发现，Ⅱ型胶原α1链上单一碱基的突变是OA的遗传学基础。其基因的结构异常可引起蛋白质结构的改变，进而导致关节软骨发育不良。临床上则表现为关节软骨过早退变破坏，继而发生骨质增生等原发性OA。Ⅸ型及其他胶原基因与OA的关系也在研究当中[36]。有关双胎和家族性的多方面研究证据已表明遗传因素起到了相当重要的作用，可能参与其中的基因包括维生素D受体（VDR）基因、Ⅱ型前胶原基因、雌激素受体基因、胰岛素样生长因子基因和多种细胞因子。骨赘的形成体现了骨代谢和骨重建的作用，并且在破骨细胞和造骨细胞上都发现了VDR受体，提示基因多态性最有可能与骨赘形成有关。在生物学上，VDR基因可能通过调整骨密度，增加软骨下骨的密度，导致关节软骨在局部发生微小的积累性损伤，从而引起OA。有研究认为在OA的发病机制中Ⅱ型前胶原基因和关节间隙有关。目前，在VDR基因多态性是如何影响OA发病的机制尚不清楚的情况下，不能排除VDR基因联合Ⅱ型前胶原基因或者两者相互影响来解释它们和OA之间的关系。吴昊等[37]认为OA的发病机制更倾向于复杂的多基因调控的作用，任何一种基因对疾病的作用都不是单一的，在多种基因的联合作用中，每一种基因的作用可能是微弱的，但各个基因间的相互联合作用足以产生决定性的影响。环境因子的作用也不能忽视，如体重、职业、外伤等。如存在一定基因变异的患者的环境因子发生了变化，或环境因子对基因产生了调整作用，也许是OA患者发病的另一个重要机制。

九、内分泌紊乱

流行病学及基础医学研究结果均已显示，性激素对OA具有保护和治疗作用。内源性性激素的减少可能是OA的危险因素之一[38]。蓝旭等[39]通过实验得出结论，金属蛋白酶血清及软骨生化指标随年龄增高改变明显。雌激素代谢可能与原发性OA的发病机制有关。原发性OA的实质是软骨退行性变，包括软骨及其生化成分的改变。研究表明，蛋白多糖是软骨代谢的特异指标。OA早期变化为软骨中蛋白多糖减少，其含量下降与病变程度成正比。雌激素抑制剂可减少兔关节软骨破坏的面积和深度，在体外试验及豚鼠分娩时使用雌激素可刺激Ⅱ型胶原的分解增加。使用抗人

GI 区单抗结果表明，豚鼠血清中蛋白多糖随年龄增长明显降低，并且同软骨形态学改变是同步的，豚鼠血清中雌激素水平随年龄的增长反而升高，提示整体雌激素水平的升高是 OA 加速进展的原因之一。研究表明，雄激素对内分泌系统有促进作用，而雌激素对 OA 有抑制作用。内分泌调节机制的紊乱可造成 OA 的发生。但应该指出，OA 的发生是一个复杂的发展过程，其他内分泌系统也影响着软骨的代谢过程。没有哪一个单一的内分泌系统异常，可以完美地解释 OA 的发生[40]。

十、生物力学因素

骨性关节炎是发生在关节软骨的病变，虽然化学、酶和代谢因素能够降低关节软骨的强度，但要使软骨磨损剥脱却需要机械力[41]。磨损是通过机械作用将材料从固体表面磨掉，像摩擦那样。磨损分两种类型：由两个承载面相互作用引起的界面磨损和由接触体变形引起的疲劳磨损。在大多数生理活动时，关节上的总载荷呈周期性改变，引起重复应力。关节软骨对抗断裂的力量较强。但外来的负重过度，或是由于整个应力太大，或是由于负重区域太小，或二者兼有，造成局部应力集中，可能发生软骨的损害。应力集中可由下面一些情况导致。

（一）创伤

较大的创伤是骨性关节炎的重要危险因素。例如，三踝骨折的患者最终将发展成为踝关节骨关节炎。动物实验和临床研究均发现，前交叉韧带的断裂、半月板的损伤及半月板切除术均将导致膝骨性关节炎的发生。创伤直接损伤了关节软骨，而软骨的自身修复能力极差，软骨面的不完整会使得损伤进行下去。即使在受伤时没有关节软骨损害，但是只要关节不稳，关节软骨就会很快发生退变。避免膝关节的外伤，则可明显降低骨性关节炎的发病率，降低的程度男性可以达到25%，女性可达到15%[42]。

（二）反复的应力负荷（劳损）

由职业或非职业因素引起的关节负荷过度，对骨性关节炎的发病有明确的影响。病例对照研究发现，从事手提钻作业、船厂及煤矿操作工种的人，由于职业的关系，容易发生骨性关节炎。由于职业的因素，从事需反复跪、蹲及弯曲膝关节工种的人，以及从事举重物的职业或运动员等膝骨关节炎的发病率均可增加[28]。关节软骨对剪切力的损伤有很强的耐受性，但遭反复冲击负荷易高度受损。反复冲击负荷会引起关节磨损，芭蕾舞演员的踝关节骨关节炎、篮球运动员的膝骨性关节炎发生率高可能与此有关[28]。上述这些职业或非职业因素，虽然不一定造成明显的创伤，但结果均使负重时关节面的均一性降低，应力集中在关节软骨的某一部位而引起骨性关节炎[42]。

（三）力线

人体下肢力线是指从股骨头中心到踝关节中心的连线。下肢力线可明显影响 KOA 进展，而且可能影响股四头肌的肌力[15]。正常情况下，下肢力线经过膝关节中心或稍偏内侧。在人体正常运动中，人体的载荷沿着人体力线进行传导，保证关节正常的活动。但是当膝关节正常的力线出现异常时，力线中会产生一个偏距（leverarm），偏距的存在将加重软骨的压力，加速软骨损害。软骨在过度负荷状况下，关节退变加速，导致关节畸形[43,44]。

近年来部分文献认为，力学轴线改变与膝骨性关节炎互为因果，正常轴线是保证肢体关节载荷应力合理分布的前提，而轴线发生变化导致骨关节载荷紊乱，是关节炎尤其是下肢关节炎的主要原因之一[45]。先天性、后天性膝内翻或外翻畸形不仅形态丑陋，主要的问题还是生物力学正常关系受到破坏、影响功能，甚至产生一系列症状。膝外翻时，下肢的负重线移向髌骨外侧，加重了股胫关节外侧间隙的负担。关节负重由正常的内外侧间隙共同负担变成仅仅由外侧间隙负担。负重的增加、负重面积的减少，势必成倍地加重单位面积的载荷，这不仅会引起关节疼痛，还会加速关节退行性变。同时股四头肌牵拉角——Q 角增大，促使髌骨不稳、髌股关节紊乱。膝内翻的分析也是如此。褚立希与王锋[46]通过对膝骨性关节炎患者下肢轴线进行测量，比较了膝骨性关节炎患者与正常人群下肢力学角度及股骨内外髁形状差异，发现膝骨性关节炎组股骨角小于正常组，关节间隙角大于正常组，膝骨性关节炎组内、外侧髁高度与宽度比值明显大于正常组，有显著性差异。

王俊龙等[47]以经筋理论为指导研究 KOA 发病机制，发现 KOA 患者下肢机构轴由于膝内翻而增大；股骨角与胫骨角均变大，膝关节正常运动时中心偏于内侧，导致关节内压力增大及关节软骨磨损加重。陈娴等[48]亦提出，KOA 患者下肢力学轴异常后会影响下肢应力传导的方向与力量，这会导致膝关节软骨被磨损、破坏，长此以往会使膝关节发生退变，最终形成 KOA。

张天民提出弓弦力学理论来解释膝骨性关节炎的发病机制。弓弦力学理论是结合人体解剖学与生物力学提出的，他认为人体是以骨连接为中心，肌肉、筋膜等软组织附着的力学传导系统。人体骨骼与软组织形成了力学连接体系，其中骨骼为弓，肌肉、筋膜、神经等软组织为弦，软组织与骨骼的连接处是为弓弦结合部[49]。按照人体关节解剖结构构成的不同，分为单关节人体弓弦力学体系和多关节人体弓弦力学体系[50]。膝关节属于多关节弓弦力学体系。膝关节弓弦力学体系以胫骨内、外侧髁和股骨内、外侧髁以及髌骨为弓，以股四头肌、股二头肌、半腱肌、半膜肌等肌肉和膝关节前后交叉韧带、内外侧副韧带等韧带为弦，而韧带及肌肉在骨骼的附着点即为弓弦结合部[51]。膝关节的屈、伸等功能活动主要由骨骼支撑以及肌肉和韧带等软组织协同作用完成。膝关节在关节软骨进行性退变、关节边缘增生和软骨下骨质的反应性变化时，膝关节力学平衡被打破，应力集中导致关节疼痛或功能障碍。

（四）关节周围软组织病变

1. 关节周围肌肉无力

膝骨性关节炎患者中股四头肌无力相当普遍，一般认为是为了减轻关节疼痛而不使用疼痛的肢体导致了废用性萎缩。然而，股四头肌无力也可以存在于无膝关节疼痛病史的膝骨性关节炎患者中。在这些患者中，股四头肌的体积没有缩小，而是基本正常，有时还增大。长期的研究提示，股四头肌无力不仅是膝骨性关节炎疼痛的结果，其本身也是导致关节结构损害的风险因素。对有些在开始检查时没有膝骨性关节炎 X 线表现，而在30 个月后却有明确的骨性关节炎改变的女性患者，其伸膝力量明显小于那些未发展成为有 X 线表现的膝骨性关节炎的女性患者。

股四头肌对膝关节的保护作用在于，它是下肢主要的重力拮抗肌群，并对控制行走摆动、减轻后跟产生的负荷起重要作用。除此以外，股四头肌还在维持膝关节稳定性方面具有重要作用。因此，股四头肌的无力常会导致膝关节的异常应力[42]。

2. 韧带失稳和肌肉运动不协调

膝关节韧带能维持股胫关节之间的力线，以使大的肌肉力量作用于关节，并且使该作用力分散到半月板、关节软骨和其他软组织。当韧带受到损伤时，关节运动亦因而改变，正确的力线也就丧失了（不仅仅是骨组织，软组织同样决定关节的力线）。在这种情况下，关节受力将局限化，并使特定部位的关节软骨所受压力增加，因而将导致继发性损害以及关节炎的发生[52]。

肌肉对关节有主动性保护作用。一方面，肌肉活动使得骨骼上的应力重新分布；另一方面，在关节活动中，肌肉吸收了巨大的能量。在行走时产生的大多数肌肉活动不是用来推进躯体，而是吸收能量以减慢躯体行进的速度。在个体正常的情况下，小的肌肉运动的不协调，则导致不能减速下肢，可以使跟骨着地时产生高达 65 kg/s 的突然撞击负荷。神经肌肉控制的微小不协调是骨性关节炎发生的一个危险因素。研究数据显示，肌肉的失用性萎缩，或关节内的病变导致肌肉收缩的反射性抑制，引起关节周围的肌肉力量减弱，导致了关节的退变[34]。

3. 关节周围结缔组织的粘连、挛缩、变性

由疼痛引起的保护性的关节囊中软组织收缩，或者炎症过程中成纤维细胞在修复时沿长轴方向的收缩，使组织紧张、缩短，新的胶原纤维将被缩短固定，形成挛缩。瘢痕组织中有较多胶原纤维和硫酸软骨素，使其变得十分坚韧，进一步限制了关节的活动范围。胶原组织需要正常的伸缩应力，长期得不到充分的拉伸应力，则胶原纤维之间会更加靠近，产生更多的交联，发生变性。这些改变即使不是骨性关节炎的原发因素，若不去除，必将导致恶性循环，使得病情进一步发展，因为它会使关节内应力分布异常[53]。

十一、中医病因病机

纵观典籍，古代医家对膝痹的由来也多有论述。膝痹发生不外内因和外因两方面。内因为肝肾不足、气血亏虚；外因以感受外邪、劳损外伤等为主。

（一）正气虚弱

先天禀赋不足，或房事不节，或年老体虚，致肝肾不足。肝主筋藏血，肾主骨充髓，膝为筋之府，肝血盛，肾精足，则筋骨坚；肝肾亏虚，筋骨失养，可致本病。或平素体虚，或产后久病等，致气血亏虚；或饮食内伤，脾运失健，气血生化乏源，则膝部筋骨关节失养；或受外邪，邪留于膝，皆可发为膝痹。

《素问·逆调论》曰："是人者，素肾气胜，以水为事；太阳气衰，肾脂枯不长；一水不能胜两火，肾者水也，而生于骨，肾不生，则髓不能满，故寒甚至骨也。……病名曰骨痹，是人当挛节也。"其清楚地表述了肾气衰弱是骨痹发生的病机关键。《灵枢·本脏》云："是故血和则经脉流行，营复阴阳，筋骨劲强，关节清利矣。"说明人体的血气调和、阴阳平衡是筋骨强盛、关节滑利的重要因素。《诸病源候论》中指出膝痹与脏腑虚相关，文中记载"肝主筋而藏血，肾主骨而生髓，虚劳损血耗髓，故伤筋骨也"，提示了肝肾虚损、耗伤血髓、筋骨失养而致病。

唐代孙思邈《千金翼方》曰："骨极令人酸削，……膝重疼痛。"王焘《外台秘要》曰："肾气虚弱，卧冷湿地，当风所得，不时瘥，久久流入脚膝。"宋代王怀隐《太平圣惠方》曰："肾气不足，体倦乏力，腰背强痛，脚膝酸软。""脏腑虚弱，……腰膝疼痹。"《圣济总录》曰："肾脏气虚，外邪杂至，脚膝缓弱。"《太平惠民和剂局方》曰："肾经虚弱，下注腰膝。"《三因极一病证方论》曰："肝肾脏虚，风湿进袭，流注腿膝，行步艰难。"金朝李杲《兰室秘藏》曰："阴虚火旺，骨蒸劳热，年老之人足膝疼痛。"明代董宿《奇效良方》曰："肝肾俱虚，精血不足，足膝酸疼。"徐春甫《古今医统大全》曰："肾气衰弱，脾肾肝三经受风寒湿，停于腿膝。"李梴《医学入门》曰："肝虚为四气所袭，手足顽麻，脚膝无力。"吴崑《医方考》曰："肾气虚弱，肝脾之气袭之，令人腰膝作痛。"《张氏医通》曰："膝痛无有不因肝肾虚者，虚则风寒湿气袭之。"清代吴澄《不居集》曰："三阴亏损而腿膝痛，此皆非外邪有余，实由肝肾不足所致也。"

（二）邪气侵袭

气运太过或不及，风寒湿热等外邪侵袭；或居住潮湿之地，冒雨涉水，感受风寒湿等邪，客于膝部筋骨肌肉，邪瘀痹阻，发为本病。或外感湿热，浸淫于膝，湿热痹阻，导致筋骨肌肉关节失养，而致本病。

《素问·痹论》载："风寒湿三气杂至合而为痹也。其风气胜者为行痹，寒气胜者为痛痹，湿气胜者为著痹也。"风、寒、湿三种外邪交杂而致痹病。风邪偏重者可表现出以游走、麻木等症状为特点的行痹；寒邪偏重者可表现出以疼痛、拘挛等症状为特点的痛痹；湿邪偏重者可表现出以沉重、乏力等症状为特点的着痹。人有"五体"，由浅入深可分为皮、脉、肉、筋、骨，感邪病位深浅不同时，膝痹可表现为不同症状。"痹或痛，或不痛，或不寒，或热，或燥，或湿"，邪郁在皮则觉膝部寒冷，邪凝在脉则血流不畅，邪聚在肉则膝部有麻木感，邪之在筋则膝关节屈曲难以伸直，邪深至骨则觉沉重。

汉代华佗《中藏经》曰："邪气妄入，……下流腰膝。"《备急千金要方》曰："肾气虚弱，卧冷湿地当风所得也，不时速治，喜流入脚膝。"宋代王衮《博济方》曰："风冷气流疰，脚膝疼痛。"宋代《圣济总录》曰："肾主腰脚，其经为寒邪冷气所客，注于腰脚，则膝胫髀胯腰脊冷痛。"《太平惠民和剂局方》曰："风湿流注经络间，……脚膝疼痛，不能步履。""寒湿所伤，……腰膝或肿。"窦材《扁鹊心书》曰："风寒湿三气合而为痹，走注疼痛，或臂腰足膝拘挛。"陈言《三因极一病证方论》曰："坐卧湿地，或为雨露所袭，……腿膝或肿。"杨倓《杨氏家藏方》曰："风寒湿痹，客搏经络，……脚膝无力，筋骨疼痛。"严用和《济生方》曰："风冷邪湿，留滞下焦，足膝拘挛，肿满疼痛。"金朝李杲《东垣试效方》曰："寒湿相合，……膝膑痛，无力行步。"明代龚廷贤《万病回春》曰："风湿相搏，腰膝疼痛。"《证治汇补》曰："寒湿多侵于下，脚腿木重，足膝疼酸。"日本丹波元坚《杂病广要》曰："寒湿所伤，……腿膝浮肿。"

以上经典都说明正气虚弱、邪气侵袭为痹证发生的关键，同时饮食情志、劳倦外伤、气候体质等诸多方面也对疾病发生产生了重要作用。

（三）其他

劳损外伤、久行久站等使膝部筋骨关节过度负重，慢性损伤，可使气血运行涩滞，痰浊瘀血停滞于膝，发为本病。或外邪久滞，瘀而不去，气滞血瘀；或痰饮内停，留滞经脉，膝部经脉闭阻，而致本病。

《类证治裁》提出："痹久必有瘀血。"《医方考》记载："凡骨节疼痛，……是湿痰流注经络。"二者皆指出了痰浊及瘀血既是膝痛之因，又是其病理产物。《素问·宣明五气》指出"久行伤筋"，劳而日久有伤于膝部经筋，又兼日常跌扑损及膝部气血，可知膝痹与外在劳损所致气血运行不畅相关，气血不荣或气血不通皆可引发疼痛。《素问·五脏生成篇》曰："诸筋者，皆属于节。"《类经》亦有言："筋力刚劲，故能约束骨骼，动作强健。"两者都指明了在膝痹发生中经筋的重要性，经筋为病则约束骨骼无力，膝关节失其刚健而发病。

《素问·五脏生成》曰："多食甘，则骨痛而发落。"在劳倦方面，

《素问·宣明五气》提出"久立伤骨，久行伤筋"，指出了劳力过度而伤筋骨。在体质方而，《灵枢·五变》载"粗理而肉不坚者，善病痹"，就是说这种体质的人，肌肉疏松、腠理不密，就容易患痹证。

《太平圣惠方》曰："伤折后，脚膝腰胯被冷风攻击，疼痛不得行走。"《圣济总录》曰："瘀结痛冷，折伤闪挫，腰膝痹痛。"宋代陈无择云："胸背手脚颈项腰膝隐痛不可忍，连筋骨牵引钩痛，……此是痰涎伏在心膈上下变为疾。"《杨氏家藏方》曰："气滞，血脉凝涩，筋脉拘挛，肢节腰膝强痛，行履艰难。"明代王肯堂《证治准绳》曰："支饮者……膝冷成痹。"清代傅山《傅青主男科》曰："胸背手足颈项腰膝痛，筋骨牵引，……此是痰涎伏在心膈上下。"《证治汇补》曰："髀枢左右一点痛起，延至膝骭肿大，恶寒，夜剧者，痰也。"《医部全录》曰："寒湿及清痰流注经络，腰膝、背胁疼痛。"沈金鳌《杂病源流犀烛》曰："受三气兼挟痰涎宿饮，故……膝冷成痹也。"翁藻《医钞类编》曰："风湿客于肾经，血脉凝滞，……下注腰膝，重痛无力，步行艰难。"《内经》还特意强调了"邪不能独伤人"[54]，"邪之所凑，其气必虚"[55]，说明了骨痹的发生不是单一因素，而是内因、外因等多种因素相互作用的结果。

当代医家在前人的基础上对 KOA 的病因病机进行了总结，其致病的外在条件包括风寒湿热、劳损、跌扑损伤；而先天禀赋不足、肝肾亏虚、气血不通、营卫不荣是疾病的内在因素；经络气血凝滞、痰瘀互结是病机所在，最终使膝部"痹而不通"[56,57]。中医注重整体辨证，从多方面思考有助于我们更好地认识这种疾病。

第五节　膝骨性关节炎的相关力线研究

现代医学解剖提出肌肉、韧带和关节囊等外源动力平衡系统联合股骨、胫骨和髌骨等内源静力稳定系统组成膝关节。在肥胖、应力失衡、软骨代谢等多种因素单独或共同影响下，膝关节周围肌肉萎缩、韧带松弛、软骨变性或者骨质增生，进而导致 KOA 的发生。临床研究认为 KOA 发病机制中的下肢生物力学包括两个方面，即关节应力失衡与下肢力学轴线异常。关节应力失衡是指因膝关节周围软组织的功能失衡而使膝关节的稳定性下降，进而导致关节面磨损及关节周围骨赘形成[58]；下肢力学轴线异常主要是指下肢机械轴发生的异常改变。

骨性关节炎常累及下肢髋、膝、踝3个负重关节，引起膝关节的内、外翻畸形，影响患者的生活。膝内翻畸形时，膝关节中心在下肢负重力线的外侧，而膝外翻畸形时，膝关节中心在下肢负重力线的内侧[59]。研究显示，膝骨性关节炎的发生发展和下肢生物力线密切相关。

人体下肢力线是指从股骨头中心到踝关节中心的连线。下肢力线可明显影响KOA进展，而且可能影响股四头肌的肌力。正常情况下，下肢力线经过膝关节中心或稍偏内侧。在人体正常运动中，人体的载荷沿着人体力线进行传导，保证关节正常的活动。但是当膝关节正常的力线出现异常时，力线中会产生一个偏距（leverarm）。偏距的存在将加重软骨的压力，加速软骨损害，软骨在过度负荷状况下，关节退变加速，导致关节畸形[60,61]。正常的下肢力线在维持KOA稳定中发挥着重要作用，力线异常将改变人体下肢生物力学承载模式。为了维持关节内在的稳定性和平衡性，KOA患者通过步态的改变来改善失衡的运动状态，但步态改变的同时将影响人体重心的改变和骨盆的倾斜，引起更大范围的不平衡，尤其是在上下楼梯的时候[62,63]。

Kurosawa等[64]通过X线片测量了胫骨内翻角和股胫角，发现膝内翻和膝关节应力有较高的相关性。下肢力线的内移使内侧关节软骨、半月板的受力增加、磨损加快、间隙变窄，进一步加重下肢力线的内移，从而导致了骨性关节炎的发生和发展[65]。Cook等[66]的研究表明，随着膝内翻程度的增大，胫骨内侧的压力也随之升高，而胫骨平台内侧压力的增加，进一步抑制胫骨近端骺板内侧的生长发育，从而导致更严重的膝内翻。膝关节外翻的原因主要有：外侧间室半月板以及软骨磨损引起外侧关节间隙变窄、股骨远端畸形及股骨外侧髁发育不良引起外翻畸形。Al-Zahrani等[67]以健康受试者和膝骨性关节炎患者为研究对象，利用红外线摄像机、测力台测量受试者在正常行走状态下的运动学和动力学参数。研究结果显示，健康受试者和膝骨性关节炎患者的步态参数具有显著性差异，与健康受试者相比，膝骨性关节炎患者的步行速度较低、步幅较短、膝关节活动范围较小，故其产生力矩较多。

甘浩然[68]认为KOA发病的重要原因之一是胫骨平台不均匀沉降后平

台关节面倾斜导致下肢力线偏移。他通过测量 KOA 患者 X 线负重位下肢力线发现，骨性髋膝踝角（hip knee ankle，HKA）与患者内外侧间隙明显相关，病程越长、病情越重，则骨性髋膝踝角越大，考虑膝骨性关节炎患者下肢力线改变是由骨性力线改变所致。

谈绎文等[69]在研究中观察到 KOA 患者多表现为步速减慢、步频减小、步长缩短、双下肢支持期时间延长、支撑期百分比增加，此外还有患膝关节活动度减小，足跟着地期和支撑期膝关节最大伸直、屈曲角度均减小的特点。这种步态被称为"逃避疼痛步态"，它提示此类患者通过减少膝关节屈曲来加强膝关节伸直力量，并更快地将重量转移至支撑侧，从而减轻疼痛和膝关节不稳。另外，付海燕等[70]通过研究发现 KOA 患者往往出现步角增大的情况，因为加大步角有利于维持其身体平衡和步态稳定；此外研究结果还提示了 KOA 患者足跟触地时间、足跟触地阶段时间百分比与前足离地阶段时间百分比均偏低，而全足支撑阶段时间百分比和前足触地阶段时间百分比均有明显增高，说明患者由于着地时疼痛而使足跟部冲量减小，支撑期变长，这样能更好地维持身体平衡。

下肢力线异常对膝骨性关节炎的发病有着至关重要的影响，但是从生物力学的角度来讲，软组织损伤和关节应力失衡亦扮演着重要角色。

一、软组织损伤

膝关节生物力学平衡依赖于关节正常软组织的结构和功能，包括股四头肌肌腱、髌韧带在内的软组织。膝关节生物力学结构的重要组成部分，在膝骨性关节炎发病中起着至关重要的作用[71]。膝关节周围软组织发生异常，会改变膝关节力学环境，使软骨表面应力集中，导致关节软骨及软骨下骨退变，形成 KOA[72,73]。既往研究发现，膝关节周围软组织损伤在 KOA 患者中非常常见，通过观察 KOA 患者关节积液和半月板的损伤，证实了软组织损伤在 KOA 发病中的作用[11]。以手术方法，如前交叉韧带横断术、半月板切除法、Hulth 法等，使膝关节软组织的完整性遭到破坏，关节应力失衡，从而影响软骨细胞的新陈代谢，在此条件下关节软骨生成受阻从而产生 KOA。张思龙等报道一例前交叉韧带断裂后继发 KOA 的病例，并猜测前交叉韧带损伤可能是通过关节负荷改变或膝关节失稳等方式启动了膝关节软骨的退变，针对其前交叉韧带病变进行治疗后症状明显改善[74]。

二、关节应力失衡

关节应力表现为负载时的压应力和剪切力，不同的是，前者垂直于关节面，后者与关节面平行。正常的应力载荷是关节软骨细胞营养充足的基础。应力失衡将导致关节退变，应力作用时间越长，软骨破坏程度越严重[75,76]。王建华认为关节应力失衡与膝关节失稳有关。膝关节稳定系统失衡导致关节出现不稳定，进而导致应力负荷分布异常，影响软骨细胞的自我修复，最终造成关节软骨的磨损和关节破坏[77]。

膝关节生物力学的改变是 KOA 发病过程中的重要环节，对于存在异常力线的 KOA 患者，纠正力线异常是临床治疗的关键。

韩学全等[78]认为，局部应力负荷异常是膝骨性关节炎发生和发展的重要因素，其中下肢力线畸形是膝关节应力分布异常的重要原因，且其与骨性关节炎发生和发展的关系已被证实，但软骨下骨的改变在这一过程中发挥的作用尚无明确认识。其通过对接受全膝关节置换术患者的术前下肢全长片进行冠状面力线测量，收集术中切除的胫骨平台标本进行显微 CT 扫描，分析软骨下骨小梁显微结构；通过组织学方法评价软骨退变；利用组织形态计量和免疫组织化学技术分析软骨下骨小梁的骨重建活性；对下肢力线与软骨下骨小梁显微结构参数、骨重建活性和软骨退变的相关性进行分析等。结果显示胫骨平台软骨下骨小梁的显微结构参数、骨重建活性和软骨退变程度与下肢力线显著相关；髋—膝—踝角角度绝对值越大，力线凹侧胫骨平台软骨下骨小梁显微结构硬化越明显，骨重建越活跃，软骨退变评分越高；而且内翻力线与外翻力线显示出相同的趋势。其认为，下肢力线改变导致的膝关节应力分布异常，可能通过改变胫骨平台软骨下骨小梁的显微结构和骨重建活性进而加重被覆软骨的退变和骨关节炎的发生与发展；改变力线的治疗方法和调节软骨下骨代谢的药物可能是早期干预骨性关节炎发生和发展的切入点。

目前临床上通过纠正下肢力线来治疗膝骨性关节炎的手术方式主要包括胫骨高位截骨、股骨远端截骨、腓骨近端截骨、单髁置换等。

胫骨高位截骨术（high tibial osteotomy，HTO）自 1958 年由 Jackson 提出并作为骨性关节炎的治疗手段后，经过数十年的发展，临床疗效已得到广泛认可。其对于术后功能要求较高、较活跃的单间室骨关节炎患者而言是合适的手术方式，可以尽可能保留患者自身的关节，推迟甚至终身避免行全膝关节置换术；并且大量研究已经证实，患者术前内侧间室磨损的软骨在 HTO 术后可以实现再生。

徐奎帅等[79]通过回顾性分析于青岛大学附属医院行内侧开放楔形 HTO 术治疗的 49 例患者的影像学资料，评估治疗后下肢力线矫正疗效。测量所有患者治疗前、治疗后即刻和末次随访时的髋—膝—踝角、股骨远端外侧角、胫骨近端内侧角、关节线会聚角、承重线比率和胫骨后倾角，评估治疗后髋关节、髌股关节与踝关节的代偿性变化；分别测量所有患者治疗前和末次随访时的髋外展角、胫骨倾斜角、距骨倾斜角、Caton-Deschamps 指数、髌骨外侧移位、髌骨外侧倾斜角、髌股关节内侧间隙、髌股关节外侧间隙。结果显示：①治疗后患者下肢力线矫形满意，治疗前与治疗后即刻、末次随访时髋—膝—踝角、胫骨近端内侧角、关节线会聚角、承重线比率比较，差异有显著性意义。②治疗后未造成胫骨后倾角的增大，治疗前与治疗后胫骨后倾角比较，差异无显著性意义。③治疗后髋关节内收加剧，治疗前与末次随访时髋外展角比较，差异有显著性意义；治疗后踝关节内翻得以纠正，治疗前与末次随访时胫骨倾斜角、距骨倾斜角比较，差异有显著性意义。④治疗后造成髌骨位置下降，治疗前、治疗后 Caton – Deschamps 指数比较，差异有显著性意义，但未出现前后向及外侧位移、未出现髌骨倾斜。以上数据说明内侧开放楔形 HTO 术后早期下肢力线矫正满意，髋关节内收增加，踝关节内翻减小，髌骨位置下移，但未造成髌骨倾斜及前后向、外侧位移，未造成胫骨后倾角的增大。

卫文博等[80]纳入 17 例膝关节内侧间室骨性关节炎患者，均行开放楔形 HTO 术治疗。记录手术时间、术中出血量、住院时间及术后并发症发生情况；术后随访，记录骨折愈合时间，比较术前及术后 3 个月患侧膝关节内外侧间室高度比、胫股角以及疼痛视觉模拟评分（VAS）、美国特种外科医院（HSS）膝关节评分、美国膝关节学会评分（KSS）。结果显示，术后 3 个月患侧膝关节内外侧间室高度比大于术前，胫股角小于术前，疼痛 VAS 评分低于术前，HSS 膝关节评分、KSS 评分高于术前；术后未发生下肢血栓、感染或神经损伤等并发症，1 例伤口愈合不良者经换药后痊愈。数据结果说明开放楔形 HTO 术治疗膝关节内侧间室骨性关节炎创伤小、并发症少，可有效缓解疼痛，改善关节功能，近期疗效满意。

陈鸣等[81]探讨胫骨高位双平面截骨术治疗膝内侧间室骨关节炎的近期疗效，采用胫骨高位双平面截骨术治疗 37 例膝内侧间室骨性关节炎患者。测量手术前后膝关节站立负重位 X 线片胫股解剖角、髋—膝—踝角，记录手术前后膝关节损伤和骨性关节炎 KOOS 评分、KSS 评分和疼痛 VAS 评分。患者均顺利完成手术，所有患者术后未出现感染、骨筋膜室综合征、腓总神经损伤、下肢深静脉血栓等并发症，截骨处愈合良好，患者膝内翻畸形情况均得到矫正；37 例患者均获得随访，胫股解剖角、髋—膝—踝角、KOOS 评分、KSS 评分、疼痛 VAS 评分术后 3 个月较术前明显改善。以上结果说明胫骨高位双平面截骨术治疗膝内侧间室骨关节炎能够纠正下肢异常力线，缓解或者消除膝关节疼痛症状，短期疗效满意。

石磊等[82]探讨股骨弓形形态与股骨远端关节线方向的相关性，纳入因膝骨性关节炎行初次全膝关节置换的病例共 126 例（187 膝），术前均拍摄下肢全长片。收集术前胫股机械轴内侧角、股骨弓形角、股骨下段外翻角、股骨远端关节线外侧机械角、胫骨近端关节线内侧机械角以及胫股关节线夹角，依据 FBA 大小分为显著弓形组（FBA > 4°）、轻度弓形组（4°≥FBA > 2°）、非弓形组（2°≥FBA≥0°）；比较上述形态学参数的组间差异，并分析显著弓形组内各参数相关性。结果显示，显著弓形组内股骨弓形、股骨下段外翻、股骨侧关节线内翻以及膝内翻最显著；而非弓形组内胫骨侧关节线内翻和胫股关节面内翻最显著；显著弓形组内 FBA 与 mLDFA 存在较强相关性。以上结果说明弓形股骨与膝骨性关节炎的股骨关节线内翻显著相关，并使下肢整体内翻增加。

李珂等[83]通过回顾性分析行改良单平面胫骨高位截骨术（DTT - HTO）的 52 例（52 膝）内翻膝骨性关节炎患者的临床资料，记录术中撑开高度、术后纠正角度、随访取板时间、丢失角度、截骨面愈合及并发症发生情况；分别于术前、术后 7 天、术后 6 个月、术后 1 年及之后每年进行随访，拍摄双下肢全长 X 线片评估髋—膝—踝角、下肢负重力线百分比（WBL%）、胫骨近端内侧角（MPTA）、股骨远端外侧机械角；膝关节侧位 X 线片评估胫骨后倾角（PTS）、ISI 指数；采用 HSS 膝关节评分、西安大略和麦克马斯特大学骨性关节炎指数（WOMAC）评分、膝关节 ROM 和疼痛 VAS 评分评估患者膝关节功能和疼痛缓解情况。结果显示，术中平均撑开高度为（11.4 ± 3.4）mm，平均纠正角度为 10.4°±5.1°；52 例（52 膝）全部获得 24 ～ 38 个月随访，平均 30.4 ± 4.2 个月，术后

7 天至末次随访的 HKA、MPTA、WBL% 与术前比较差异均有统计学意义；术后 7 天至末次随访的 mLDFA、PTS、ISI 指数与术前比较差异无统计学意义，术后各时间点两两比较差异无统计学意义；术后 6 个月至末次随访的 HSS 膝关节评分、WOMAC 评分、VAS 评分及膝关节 ROM 与术前比较差异有统计学意义，而术后各时间点的两两比较无统计学差异；术后 6 个月、1 年、2 年及末次随访的平均丢失角度分别为 0.3°、0.7°、0.9°、1.1°；术后外侧合页骨折 1 例，切口皮下积液 1 例，糖尿病患者血糖控制不佳出现内植物感染 1 例；术后 6 个月随访时所有患者的截骨间隙均正常愈合，无一例出现不愈合或延迟愈合。以上结果说明 DTT-HTO 能够较为精确地矫正内翻膝骨性关节炎的胫骨畸形，术后接骨板稳定性较好，功能恢复良好，并发症较少，短期获得比较满意的临床随访结果。

董禄弘等[84]回顾性分析膝内翻伴单间室关节炎患者 39 例，按手术方式不同分为两组：HTO 组（21 例），行内侧开放式胫骨截骨联合膝关节镜清理；UKA 组（18 例），行固定平台单髁置换。比较两组患者术前、末次随访时胫股角（FTA）的变化情况，至少 2 年随访记录两组患者疼痛 VAS 评分、HSS 膝关节评分、WOMAC 评分、关节活动度（ROM）等指标。结果显示：①两组患者均获得至少 2 年以上随访，术后住院期间 39 例患者未有刀口感染、延迟愈合情况发生。随访过程中 UKA 组无假体衬垫脱位、假体松动下沉等情况出现；HTO 组患者无胫骨"合页"骨折、胫骨锁定钢板断裂等并发症。②两组内比较显示均明显改善下肢力线。③2 年后末次随访显示两组患者患膝关节功能均较术前明显改善。以上数据说明：第一，在膝内翻≤15°的前提下，HTO 和 UKA 均可以矫正下肢内翻畸形，恢复力线；第二，HTO 与 UKA 都是治疗膝内翻单间室关节炎的有效办法，HTO 适合膝内侧间室软骨剥脱在 Ⅱ 度以内的患者，当软骨退变达到 Ⅲ 度时 UKA 术后疼痛缓解更明显。

沈高波等[85]研究对比内侧开放（OWHTO）与外侧闭合胫骨高位截骨（CWHTO）治疗膝关节内侧间室骨性关节炎的临床疗效，通过回顾性分析膝关节内侧间室骨性关节炎患者 48 例，其中采用 OWHTO 术式 25 例，采用 CWHTO 术式 23 例。术后定期随访，测量髋—膝—踝角及胫骨近端内侧角，采用疼痛 VAS 评分和 HSS 膝关节评分评估疼痛和膝关节功能。结果显示，OWHTO 组和 CWHTO 组术前 MPTA 角度、HKA 角度、HSS 膝关节评分和疼痛 VAS 评分对比差异无统计学意义；末次随访时，OWHTO

组和 CWHTO 组 MPTA 角度分别为（90.47±1.15）°、（90.95±1.18）°，HKA 角度分别为（180.25±1.55）°、（180.91±2.03）°，组间差异无统计学意义，但分别与术前对比，差异有统计学意义；末次随访时，OWHTO组和 CWHTO 组 HSS 膝关节评分分别为（84.60±2.29）分、（85.30±1.55）分，组间差异无统计学意义，但与术前对比，差异有统计学意义。以上数据说明 OWHTO 和 CWHTO 术式对于膝关节内侧间室骨性关节炎具有良好的临床疗效，两种术式的早期疗效未见明显差异。

张波等[86]回顾性分析南通大学附属医院收治的膝骨性关节炎患者中符合要求者的临床资料 102 例，依据已接受手术方式的不同分为两组，其中 30 例行膝关节镜清理术（对照组），72 例行腓骨近端截骨术（观察组）。术前及术后 1、3、6、12 个月及此后每半年进行随访，比较两组患者手术相关指标、术前与术后末次随访时膝关节屈曲度、HSS 膝关节评分、WOMAC 评分及疼痛缓解的优良率。结果显示，患者均获得随访，术前两组各相关指标均无明显差异，末次随访时，观察组手术时间、住院时间、手术切口长度、术中出血量和住院花费均明显优于对照组，膝关节屈曲度、HSS 膝关节评分均明显高于对照组，WOMAC 评分明显低于对照组；观察组术后疼痛缓解优良率显著高于对照组。结果说明腓骨近端截骨术治疗膝骨性关节炎安全简便，能够有效处理膝关节力线不良，改善膝关节结构、功能。

赵鑫等[87]研究腓骨近端截骨术和全膝关节置换术（TKA）治疗内翻型膝骨性关节炎的疗效及并发症。选取内翻型 KOA 患者 126 例（126膝），按随机数字表法分为截骨组和 TKA 组各 63 例（63 膝），分别采用腓骨近端截骨术和 TKA 手术进行治疗，观察两组 VAS 评分、内翻角、膝关节活动度、HSS 膝关节评分、生活质量、血清指标及并发症情况。结果显示，截骨组手术时间、术中出血量、首次下床活动时间和住院时间均低于 TKA 组；两组治疗后 3 个月时 VAS 评分、股骨力线、下肢力线和关节间隙夹角和内翻角均降低，膝关节活动度、HSS 膝关节评分和 SF-36 评分均升高，两组间各指标比较差异无统计学意义；截骨组术后并发症发生率低于 TKA 组。结果说明腓骨近端截骨术和 TKA 治疗对内翻型 KOA 均具有确切效果，其中腓骨近端截骨术创伤更小，有利于减少术后并发症并促进患者康复，较 TKA 具有明显微创优势。

张耀等[88]探讨以 HTO 结合腓骨近端截骨术治疗膝内翻骨关节炎的短

期疗效，采用 HTO 结合腓骨近端截骨术治疗膝骨性关节炎合并膝内翻患者 39 例，其中男性 8 例，女性 31 例，年龄 50～63 岁。比较手术前后下肢力线、膝关节内侧间隙数值、髋—膝—踝角、胫骨近端内侧角、膝内翻矫正角、HSS 膝关节评分、骨愈合时间。结果显示：本研究 39 例患者均获得随访，随访 8～16 个月，骨愈合平均时间为 4.7±1.207 个月，末次随访时膝内翻平均矫正角度为（12.6±2.02）°，膝关节内侧间隙由术前（2.49±0.99）mm 增加至（4.66±1.06）mm，髋—膝—踝角由术前（164±2.26）°增加至（175±1.04）°，胫骨近端内侧角由术前（77.95±1.833）°增加至（87.90±1.21）°，HSS 膝关节评分由术前（57.72±3.89）分增加至（85.59±7.29）分，差异均有统计学意义。结果显示应用 HTO 结合腓骨近端截骨术治疗膝内翻骨关节炎在矫正下肢力线、缓解症状方面短期效果良好。

姬振伟等[89]探讨股骨远端、胫骨近端双水平截骨治疗合并复杂畸形的膝骨性关节炎的临床疗效，回顾了空军军医大学唐都医院骨科收治的膝骨性关节炎合并股骨远端、胫骨近端两处畸形来源的患者共 15 例，其中男性 11 例，女性 4 例，年龄 19～63 岁，平均年龄（41.6±13.4）岁，均行一期双水平截骨术。随访测量并比较术前、术后 HSS 膝关节评分、疼痛 VAS 评分、胫股角（FTA）、关节线倾斜度（JLO）绝对值以及下肢机械轴线通过胫骨平台位置的变化情况，并进行统计学分析。结果显示，本组患者 2 例失访，实际随访患者 13 例（13 膝），随访时间 12～20 个月；随访期间患者无围术期感染、神经血管损伤、关节僵硬、下肢深静脉血栓等并发症；术后 1 例出现截骨延迟愈合，术后 9 个月复查时愈合良好；患者 HSS 膝关节评分从术前（52.6±6.8）分改善至术后（87.9±2.7）分；疼痛 VAS 评分从术前（5.6±1.5）分降低至术后（1.3±0.9）分；患者 X 线片测量显示 FTA 从术前平均（167.7±2.5）°矫正至术后平均（180.2±1.8）°；JLO 绝对值从术前平均（10.0±3.0）°矫正至术后平均（1.0±0.7）°；术后下肢机械轴线与胫骨平台相交点位置从术前平均（87.0±11.0)%矫正至术后平均（46.8±5.7)%，所有测量数值手术前后比较差异具有统计学意义。结果说明膝关节周围双水平截骨术（即股骨远端截骨＋胫骨近端截骨）对治疗合并复杂畸形的膝骨性关节炎安全有效。

参考文献

［1］ 曾庆，徐一丹. 关节炎［M］. 天津：天津科学技术出版社，1999：2 - 3.

［2］ HEALEY E L, AFOLABI E K, LEWIS M, et al. Uptake of the NICE osteoarthritis guidelines in primary care：a survey of older adults with joint pain［J］. BMC musculoskeletal disorders, 2018, 19（1）：295.

［3］ ZHANG Y, XU L, NEVITT M C, et al. Comparison of the prevalence of knee osteoarthritis between the elderly Chinese population in Beijing and whites in the United States：The Beijing osteoarthritis study［J］. Arthritis and rheumatism, 2001, 44（9）：2065 - 2071.

［4］ ZHANG Y, JORDAN J M. Epidemiology of osteoarthritis［J］. Clinics in geriatric medicine, 2010, 26（3）：355 - 369.

［5］ 任燕，石娅娅，谭波，等. 中国人群膝骨性关节炎危险因素的 Meta 分析［J］. 现代预防医学，2015，42（12）：2282 - 2284.

［6］ MURPHY L, SCHWARTZ T A, HELMICK C G, et al. Lifetime risk of symptomatic knee osteoarthritis［J］. Arthritis and rheumatism, 2008, 59（9）：1207 - 1213.

［7］ 王弘德，李升，陈伟，等.《骨关节炎诊疗指南（2018）》膝关节骨关节炎部分的更新与解读［J］. 河北医科大学学报，2019，40（9）：993 - 995.

［8］ AYRAL X, PICKERING E H, WOODWORTH T G, et al. Dougados, Synovitis：a potential predictive factor of structural progression of medial tibiofemoral knee osteoarthritis-results of a 1 year longitudinal arthroscopic study in 422 patients［J］. Osteoarthr cartil, 2005, 13：361 - 367.

［9］ OSTEOARTHRITIS E O. Epidemiology of osteoarthrtis［J］. Clinics in geriatic medicine, 2010, 26：355 - 369.

［10］ DU H, CHEN S L, BAO C D, et al. Nakamura H and nishioka K［J］. Rheumatology international, 2005, 25：585 - 590.

［11］ ZHANG Y Q, XU L, NEVITT M C, et al. Comparison of the prevalence of knee osteoarthritis between the elderly Chinese population in Beijing and whites in the United States：The Beijing osteoarthritis study［J］. Arthritis and rheumatism, 2001, 44（9）：2065 - 2071.

［12］ FELSON D T, ZHANG Y, ANTHONY J M, et al. Weight loss reduces the risk for symptomatic knee osteoarthritis in women: the Framingham study [J]. Annals of international medicine, 1992, 116 (7): 535 – 539.

[13] ARNOLDI C C, LEMPERG R K, LINDERHOLM H. Intraosseous hypertension and pain in the knee [J]. Journal of bone and joint surgery, 1975, 57 (3): 360.

[14] 许学猛, 王羽丰, 邓晋丰, 等. 补肾活血胶囊影响兔膝关节退变性疾病骨内压变化的实验研究 [J]. 中国中医骨伤科杂志, 2001, 91 (4): 24.

[15] 张德辉, 薛刚, 黄昌林. 应用玻璃酸钠对关节镜术后膝骨性关节炎功能恢复的影响 [J]. 中国临床康复, 2002, 6 (12): 1730 – 1731.

[16] WEI X, WRIGHT G C, SOKOLOFF L. The effects of sodium selenite on chondrocytes in monolayer culture [J]. Arthritis rheum, 1986, 29 (5): 660.

[17] 许鹏, 姚建锋, 蔡乾坤, 等. 骨关节病患者病情程度与体内自由基含量变化分析 [J]. 中国矫形外科杂志, 2001, 8 (5): 469.

[18] 张洁浩, 许善锦. 自由基在大骨节病病理过程中的作用 [J]. 北京医科大学学报, 1990, 22 (1): 50.

[19] GUARDA NARDINI L, OLIVIERO F, RAMONDA R, et al. Influence of intra-articular injections of sodium hyaluronate on clinicalfeatures and synovial fluid nitric oxide levels of temporomandibular osteoarthritis [J]. Reumatismo, 2004, 56 (4): 272 – 277.

[20] LARGO R, ALVAREZ-SORIA M A, DIEZ-ORTEGO I, et al. Glucosamine inhibits IL-1 beta-induced NF – kappaB activation in human steoarthritic chondrocytes [J]. Osteoarthritis cartilage, 2003, 11 (4): 290 – 298.

[21] HOMANDBERT G A, UMADI V, KANG H, et al. High molecular weight hyaluronan promotes repair of IL-1 beta-damaged cartilag explants from both young and old bovines [J]. Osteoarthritis cartilage, 2003, 11 (3): 177 – 186.

[22] VUOLTEENAHO K, MOILANEN T, HAMALAINEN M, et al. Regulation of nitric oxide production in osteoarthritis and rheumatoid cartilage [J]. Scandinavian journal of rheumatology, 2003, 32 (1): 19 – 24.

［23］ DESCHNER J, HOFMAN C R, PIESCO N P, et al. Signal transduction by mechanical strain in chondrocytes ［J］. Curr opin clin nutr metab care, 2003, 6 (3): 289 – 293.

［24］ 王飞, 刘克敏. 膝关节创伤后炎性细胞因子变化的研究现状 ［J］. 中国康复理论与实践, 2013, 19 (6): 501 – 504.

［25］ 张建清. 膝骨性关节炎患者膝关节滑液中白细胞介素 – 1β 白细胞介素 – 6含量变化的意义 ［J］. 实用医技杂志, 2011, 18 (2): 127 – 128.

［26］ CHEN B, DENG Y, TAN Y, et al. Association between severity of knee osteoarthritis and serum and synovial fluid interleukin 17 concentrations ［J］. Journal of international medical research, 2014, 42 (1): 138 – 144.

［27］ EHRLICH M G, ARMSTRONG A L, TREADWE B V, et al. The effects of degneradative enzyme systems in cartilage ［J］. Chinese journal of orthopaedics, 2002, 76: 57 – 61.

［28］ OHTA S, IMAI K, YAMASHITA K, et al. Expression of matrix metallo-proteinase 7 (matrilysin) in human osteoarthritic cartilage ［J］. Laboratory investigation, 1998, 78 (1): 79 – 87.

［29］ SINGER I, KAWKA D W, SCOTT S, et al. The relation of matrix metallo-proteinase and human osteoarthritis ［J］. Arthritis rheum, 2003, 46 (9): 2642 – 2648.

［30］ TAIN A, NANCHAHAL J, TROEBERG L, et al. Production of cytokines, vascular endothelial growth factor, matrix metalloproteinases, and tissue inhibitor of metalloproteinases 1 by tenosynovium demonstrates its proteial for tendon destruction in rheumatoid arthritis ［J］. Arthritis rheum, 2001, 44 (8): 1754 – 1760.

［31］ 李德达, 张凯, 王毅, 等. OA 患者关节液与血清中金属蛋白酶及其抑制剂的检测及临床意义 ［J］. 中国骨伤, 2002, 15 (10): 580 – 585.

［32］ STREMME S, DUERR S, BAU B, et al. MMP-8 is only a minor gene product of human adult articular chondrocytes of the knee ［J］. Clinical and experimental rheumatology, 2003, 21 (2): 205.

［33］ APPARAILLY F, VERWAERDE C, JACQUET C, et al. Adenovirus-

mediated transfer of viral IL-10 gene inhibits murine collagen-induced ar-
thritis [J]. Jorunal of immunology, 1998, 160 (11): 5213 – 5220.

[34] HAYNES M K, HUME E L, SMITH J B. Phenotypic characterization
of inflam-matory cells from osteoarthritic synovium and synovial fluids
[J]. Clincal immunology, 2002, 105 (3): 315 – 325.

[35] RAIMUND W K, THOMAS L, VOLIMAR B, et al. Mosaic chromo-
somal aberrations in synovial fibroblasts of patients with rheuma-toid ar-
thritis, osteoarthritis and other inflammatory joint disease [J]. Arthritis
care & research, 2001, 3 (5): 319 – 330.

[36] 黄丽红. 胶原基因变异与骨性关节炎 [J]. 国外医学·内科学分
册, 2002, 29 (10): 447.

[37] 吴昊, 查振刚. 维生素 D 受体和骨关节炎 [J]. 中华风湿病学杂
志, 2003, 7 (8): 494.

[38] 王晶, 肖德明. 性激素与骨关节炎 [J]. 中华骨科杂志, 2001, 1
(1): 50.

[39] 蓝旭, 刘雪梅, 葛宝丰, 等. 豚鼠原发性骨性关节炎生化研究
[J]. 中国骨伤, 2001, 14 (4): 212.

[40] 胥少汀, 葛宝丰, 徐印坎. 实用骨科学 [M]. 2 版. 北京: 人民军
医出版社, 1999: 1192.

[41] 孟和, 顾志华. 骨伤科生物力学 [M]. 2 版. 北京: 人民卫生出版
社, 1999: 187, 189.

[42] 徐卫东, 吴岳嵩, 张春才. 骨关节炎的诊断与治疗 [M]. 2 版. 上
海: 第二军医大学出版社, 2004: 8 – 20.

[43] KONISHI Y, FUKUBAYASHI T, TAKESHITA D. Possible mechanism
of quadriceps femoris weakness in patients with ruptured anterior cruciate
ligament [J]. Medicine science sports exercise, 2002, 34 (9):
1414 – 1418.

[44] 安丙辰, 戴尅戎. 影响膝骨性关节炎发病及进展的生物力学因素
[J]. 国际骨科学杂志, 2012, 33 (3): 153 – 156.

[45] 陈启明. 骨科基础学 [M]. 2 版. 北京: 人民卫生出版社,
2002: 416.

[46] 褚立希, 王锋. 膝骨性关节炎 X 片生物力学及形态学测量分析

［J］．中西医结合学报，2004，11（2）：433.

［47］王俊龙，王学宗，张旻，等．从经筋理论探讨膝关节骨性关节炎发病力学机制概述［J］．山东中医杂志，2016，35（2）：169－172.

［48］陈娴，王承祥，王金，等．从下肢生物力学的角度治疗膝骨性关节炎的研究进展［J］．当代医药论丛，2016，14（7）：124－125.

［49］朱汉章，柳百智．针刀临床诊断与治疗［M］．北京：人民卫生出版社，1999：6－8.

［50］孟和，顾志华．骨伤科生物力学［M］．北京：人民卫生出版社，2004：91.

［51］张天民，杜艳军．人体弓弦力学解剖系统简论［J］．中国医药导报，2017，14（3）：164－168.

［52］莫斯科维奇，等．骨关节炎：诊断与治疗［M］．王学谦，等，译．天津：天津科技翻译出版公司，2005：132.

［53］周士枋，丁伯坦．运动学［M］．2版．北京：华夏出版社，2005：235.

［54］张珍玉．灵枢经语释［M］．济南：山东科学技术出版社，1983：542.

［55］郭霭春．黄帝内经素问语译［M］．北京：人民卫生出版社，1992：204.

［56］刘小静，王丽敏，高明利．膝骨性关节炎的中医病因病机探要［J］．实用中医内科杂志，2010，24（11）：81－82.

［57］余庆阳，黄巍．膝骨性关节炎从痹论治的病因与证候探讨［J］．风湿病与关节炎，2015，4（3）：40－43.

［58］陈娴，王承祥，王金，等．从下肢生物力学的角度治疗膝骨性关节炎的研究进展［J］．当代医药论丛，2016，14（7）：124－125.

［59］吴伟，郭万首．下肢全长X线检查的临床应用及其精准性的研究进展［J］．中华骨与关节外科杂志，2017，10（1）：84－87.

［60］KONISHI Y，FUKUBAYASHI T，TAKESHITA D．Possible mechanism of quadriceps femoris weakness in patients with ruptured anterior cruciate ligament［J］．Medicine science sports exercise，2002，34（9）：1414－1418.

［61］安丙辰，戴尅戎．影响膝骨性关节炎发病及进展的生物力学因素

［J］. 国际骨科学杂志，2012，33（3）：153－156.

［62］ ECKSTEIN F, KWOH C K, LINK T M. Imaging research results from the osteoarthritis initiative (OAI)：A review and lessons learned 10 years after start of enrolment ［J］. Annals of the rheunatic diseases, 2014, 73 (7)：1289－1300.

［63］ Gonçalves G H, Selistre L F, Petrella M, et al. Kinematic alterations of the lower limbs and pelvis during an ascending stairs task are associated with the degree of knee osteoarthritis severity ［J］. Knee, 2017, 24 (2)：295－304.

［64］ KUROSAWA H, DOI T. Joint force analysis in degenerative varus or valgus knees during standing：importance of tibial tilt to the floor ［J］. Nippon seikeigeka gakkai zasshi, 1984, 55：509－818.

［65］ 武建运，左建林，刘潼，等. 膝骨性关节炎下肢负重位等比例全长 X 线片测量与分析 ［J］. 中国骨伤，2016，29（9）：791－794.

［66］ COOK S D, LAVERNIA C J, BURKE S W, et al. A biomechancial analysis of the etiplpgy of tibia vara ［J］. Journal of pediatric orthopaedics, 1983, 3 (4)：449－454.

［67］ AI-ZAHRANI K S, BAKHEIT A M O. A study of the gait characteristics of patients with chronic osteoarthritis of the knee ［J］. Disability and rehabilitation, 2002, 24 (5)：275－280.

［68］ 甘浩然，程楷，赵文胜，等. 膝骨性关节炎中骨性力线改变的影像学及临床研究 ［J］. 实用骨科杂志，2019，25（8）：709－712，723.

［69］ 谈绎文，郑昱新，詹红生，等. 三维步态分析在膝骨性关节炎研究中的应用 ［J］. 国际骨科学杂志，2014，35（4）：215－218.

［70］ 付海燕，杨海韵. 膝骨性关节炎患者与正常青年人步态的对照 ［J］. 中国组织工程研究与临床康复，2011，15（22）：4115－4118.

［71］ YONG N, HUANG Z Y, XU B, et al. Evidence and mechanism by which upper partial fibulectomy improves knee biomechanics and decreases knee pain of osteoarthritis ［J］. Journal of orthopaedic research, 2018, 36 (8)：2099－2108.

［72］ ESCULIER J F, JARRETT M, KROWCHUK N M, et al. Cartilage recovery in runners with and without knee osteoarthritis: A pilot study [J]. Knee, 2019, 26 (5): 1049 – 1057.

[73] 张昊华, 闫松华, 刘志成. footscan® SCSI 高频平板测试不同膝骨性关节炎患者自然行走步态的生物力学比较 [J]. 中国组织工程研究与临床康复, 2010, 14 (43): 8019 – 8023.

[74] 张栋, 王庆甫, 石鑫超, 等. 膝骨性关节炎肌骨超声与 X 线片表现的比较与分析 [J]. 中国骨伤, 2016, 29 (5): 429 – 433.

[75] 张继业, 王吉兴, 张斌, 等. 高应力导致兔腰椎小关节骨性关节炎的实验研究 [J]. 中国脊柱脊髓杂志, 2011, 21 (10): 853 – 859.

[76] SENOL O, GUNDOGDU G, GUNDOGDU K, et al. Investigation of the relationships between knee osteoarthritis and obesity via untargeted metabolomics analysis [J]. Clinical rheumatology 2019, 38 (5): 1351 – 1360.

[77] 王建华. 关节失稳与应力集中在膝关节骨关节炎发病过程中的作用 [J]. 中华老年骨科与康复电子杂志, 2017, 3 (4): 252 – 256.

[78] 韩学全, 严孟宁. 膝关节骨关节炎中下肢力线对软骨下小梁骨异常骨重建和软骨退变的影响 [J]. 医用生物力学, 2021, 36 (S1): 32.

[79] 徐奎帅, 张靓, 陈进利, 等. 内侧开放楔形胫骨高位截骨后早期力线改变对下肢关节的影响 [J]. 中国组织工程研究, 2022, 26 (6): 821 – 826.

[80] 卫文博, 段大鹏, 党莎杰, 等. 开放楔形胫骨高位截骨术治疗膝关节内侧间室骨关节炎近期疗效观察 [J]. 中华实用诊断与治疗杂志, 2021, 35 (5): 504 – 506.

[81] 陈鸣, 季峰. 胫骨高位双平面截骨术治疗膝内侧间室骨关节炎 [J]. 临床骨科杂志, 2021, 24 (2): 274 – 277.

[82] 石磊, 王少杰, 叶锋, 等. 内翻型弓形股骨对膝骨性关节炎下肢力线的影响 [J]. 骨科, 2021, 12 (6): 523 – 528.

[83] 李珂, 孙凤龙, 王宏庆, 等. 改良单平面胫骨高位截骨术治疗膝关节骨关节炎的早期临床研究 [J]. 中华骨与关节外科杂志, 2020, 13 (9): 729 – 735.

[84] 董禄弘, 戴志刚. HTO 和 UKA 治疗内侧间室膝骨性关节炎疗效分析 [J]. 潍坊医学院学报, 2021, 43 (3): 184 – 187.

［85］沈高波，崔龙慷，方源，等. 内侧开放与外侧闭合胫骨高位截骨治疗内侧间室膝骨性关节炎的早期疗效对比［J］. 实用医学杂志，2021，37（8）：1031－1036.

［86］张波，张亚峰，王洪，等. 腓骨截骨在内侧疼痛膝关节骨性关节炎中的临床应用价值［J］. 中国老年学杂志，2021，41（16）：3440－3443.

［87］赵鑫，徐斌，肖涛，等. 腓骨近端截骨术对内翻型膝关节骨关节炎患者膝关节活动度及并发症的影响［J］. 实用医院临床杂志，2021，18（2）：22－26.

［88］张耀，曾凌，孟庆鑫，等. 胫骨高位截骨结合腓骨近端截骨术治疗膝内翻的短期疗效［J］. 实用骨科杂志，2020，26（12）：1110－1113.

［89］姬振伟，徐奎，吴鹏，等. 双水平截骨在膝骨性关节炎并复杂畸形中的临床研究［J］. 实用骨科杂志，2020，26（12）：1087－1092.

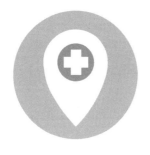

第二章 | 膝骨性关节炎的诊断

第一节　膝骨性关节炎的临床表现

膝骨性关节炎（KOA）是以膝关节疼痛、活动障碍及肌肉功能障碍为主要临床表现的一种退行性疾病。其发病率、致畸率较高，不仅严重影响患者的生活质量，也会引起相关的情绪与心理问题，同时带来巨大的经济负担。有研究发现，女性、骨关节炎家族史、年龄≥60岁、肥胖、关节负重等是我国人群患KOA的高危因素。2018年相关流行病学调查表明，我国成人KOA总患病率约为18%，且发病率与年龄增长呈正相关，女性高于男性。随着我国人口老龄化的加深和肥胖人数的增多，KOA发病率或将进一步上升。

关节疼痛是绝大多数患者就诊的第一主诉，最早的主诉往往也是关节疼痛。疼痛具有"活动多则加重，休息则减轻"的特点。初期多为阵发性的轻、中度疼痛，休息可缓解，轻微扭伤、着凉或过度劳累可诱发或加重疼痛，或活动时突然疼痛加重明显并可伴随打软腿、无力，甚至跌倒感。部分患者初期阶段往往多是间歇性发作，平均1～2年发作一次，每次发作历时较短，通常间歇期无明显症状。随着疾病的进展，间歇期逐渐缩短，发作时间逐渐延长，疼痛慢慢转为持续性，某些日常动作中会感到明显的关节疼痛，如上下楼梯、跪坐、上厕所下蹲时。疾病进展到中期时，疼痛症状会进一步影响到平地行走，同时，可伴关节肿胀、发热，伸屈关节时可有咔嚓咔嚓的响声，即摩擦音。晚期可以出现持续性疼痛而明显影响活动，甚至影响睡眠及非负重活动。

膝骨性关节炎早期影响膝关节活动不明显，多表现为膝关节长时间固定姿势后改变体位时有短时间不灵活感。在早晨起床时关节僵硬、活动度下降，称之为"晨僵"，又叫胶着现象，关节像上了锁一样，动弹不得，一般持续数分钟，多在30 min内，开始运动几分钟后即好转。患者不宜在一种体位停留太久，有必要经常变化体位；但活动过多，同样会引起关节疼痛。晚期关节活动可能明显受限，甚至导致残疾。

关节软骨有减少关节摩擦力的功能，然而，像衣服穿久了会破损一样，关节软骨用久了也会磨损。随着人一天天变老，这块"垫子"会慢慢损毁。渐渐地，软骨下的骨端便暴露出来，骨端相互摩擦，造成骨质增厚、畸形，以致骨刺形成。当关节软骨破坏、关节面不平整时，关节活动会出现关节摩擦的感觉或嘎吱作响。

早期畸形不明显，随着疾病进展，位置表浅的关节可见骨性粗大，部分膝关节会因骨质增生或关节积液出现关节肿胀。软骨层变薄、半月板损伤脱落或骨赘增生等变化都可导致膝关节出现明显内翻、外翻、旋转畸形。膝内翻畸形是骨关节炎最常见的畸形。

晚期患者会出现持续关节疼痛、活动度下降、肌肉萎缩从而引起关节无力。患者行走时常会感到腿软、关节不能完全伸直或活动障碍。

 第二节　膝骨性关节炎的诊断要点

一、膝骨性关节炎的诊断

根据患者的临床症状、体征及膝关节改变即可对膝骨性关节炎做出正确诊断。

（一）临床症状、体征

（1）疼痛及压痛。疼痛特点如下：①起步痛，久坐或刚下床起步行走时疼痛较明显，活动后稍缓解；②活动痛，行走一段时间后出现疼痛加剧；③负重痛，膝关节在负重状态下如上、下楼梯时疼痛加剧；④静息痛，膝关节在静息状态亦疼痛，以夜间为甚。除了疼痛，膝关节的局部可出现压痛，在关节肿胀时明显。

（2）活动受限。常见晨僵，但持续时间一般小于 30 min，可逐渐出现关节绞锁，到晚期，关节活动明显受限，最终致残。

（3）关节畸形、肿大。疾病中晚期可见明显的内、外翻或旋转畸形。

（4）骨擦感。关节屈伸时可闻及骨摩擦音（感）。

（5）肌肉萎缩。膝关节周围伸、屈肌群萎缩，以伸肌萎缩为显著。

（二）实验室检查

实验室检查伴有滑膜炎的患者可出现 C 反应蛋白（CRP）和红细胞沉降率（ESR）轻度升高，出现关节积液。一般关节液透明、淡黄色、黏稠度正常或略降低，但黏蛋白凝固良好；可显示轻度白细胞增多，以单核细胞为主。滑液分析有助于排除其他关节疾病。

（三）影像学检查

影像学检查不仅可以帮助确诊，而且有助于评估关节损伤的严重程度，评价疾病进展性和治疗反应，及早发现疾病或相关的并发症。常见的检查有 X 线检查、电子计算机断层扫描（CT）检查、核磁共振（MRI）检查、超声检查。

（四）其他检查

关节镜技术：关节镜一直被视为评价关节软骨的"金标准"，是一种观察关节内部结构、直径约为 5 mm 的棒状光学器械，临床上常用于关节疾患的诊治。

二、膝骨性关节炎的诊断标准及分型

（一）膝骨性关节炎诊断标准

参照《中国骨关节炎诊疗指南（2021 年版)》（表 2 - 1）。

表 2 - 1　膝关节骨关节炎的诊断标准

序号	症状或体征
①	近 1 个月反复的膝关节疼痛
②	X 线片（站立或负重位）显示关节间隙变窄、软骨下骨硬化和（或）囊性变、关节边缘骨赘形成
③	年龄≥50 岁
④	晨僵时间≤30 min
⑤	活动时有骨摩擦音（感）

注：满足诊断标准①和②③④⑤条中的任意 2 条，可诊断膝骨性关节炎。

（二）原发性膝骨性关节炎的国际诊断标准

1．临床诊断标准

（1）1 个月内出现的膝部疼痛发作频率较高。

（2）有骨摩擦音。

（3）晨僵时间 < 30 min。

（4）年龄 ≥ 38 岁。

（5）膝关节检查存在骨性肥大。

满足（1）（2）（3）（4）或（1）（2）（5）或（1）（4）（5）者可诊断为原发性膝骨性关节炎。

2．临床、实验室和放射学诊断标准

（1）1 个月内出现的膝部疼痛发作频率较高。

（2）膝部 X 线示关节边缘有骨赘形成。

（3）关节液检查符合骨关节炎的条件。

（4）年龄 ≥ 40 岁。

（5）晨僵时间 < 30 min。

（6）关节活动时有骨响声。

满足（1）（2）或（1）（3）（5）（6）或（1）（4）（5）（6）者可诊断为原发性膝骨性关节炎。

（三）美国风湿病学会 2001 年制定的膝骨性关节炎诊断标准

1．膝关节疼痛患者有下列 7 项中的 3 项

（1）年龄 ≥ 50 岁。

（2）晨僵时间 < 30 min。

（3）关节活动时有骨响声。

（4）膝部检查存在骨性肥大。

（5）有骨压痛。

（6）无明显滑膜升温。

（7）膝部 X 线检查示骨赘形成。

2．膝关节疼痛患者有下列 9 项中的 5 项

（1）年龄 ≥ 50 岁。

（2）晨僵时间 < 30 min。

（3）关节活动时有骨响声。

（4）膝部检查存在骨性肥大。

（5）有骨压痛。

（6）无明显滑膜升温。

（7）红细胞沉降率（ESR）<40 mm/h。

（8）类风湿因子（RF）<1∶40。

（9）滑膜液有骨关节炎征象。

（四）影像学分级

参照 Kellgren 和 Lawrence 的放射学诊断标准（K-L 分级），将骨性关节炎分为五级（表2-2）。

表2-2　骨性关节炎的影像学分级

分级	描述
0级	无改变（正常膝关节）
I级	关节间隙可疑变窄，可能有骨赘
II级	关节间隙轻度变窄，有明显的小骨赘
III级	关节间隙狭窄较明确，有中等量骨赘，软骨下骨轻度硬化，可能出现关节畸形
IV级	关节间隙狭窄严重，可见大量骨赘，软骨下骨硬化明显，关节肿大、畸形明显

（五）膝骨性关节炎的临床分期与中医辨证分型

1. 临床分期

临床分期参考《膝骨性关节炎阶梯治疗专家共识（2018年版）》及《中医康复临床实践指南·膝骨性关节炎》。

（1）初期。膝关节无明显畸形及肿胀，可正常进行日常活动，偶发疼痛，X线检查提示关节间隙可疑变窄，可能出现骨赘，K-L 分级属于I级。

（2）早期。膝关节无明显畸形，可见肿胀，基本不影响日常活动，常于下蹲或上下楼梯时出现疼痛，活动轻微受限，X线显示关节间隙轻度狭窄，有明显的小骨赘，K-L 分级属于II级。

（3）中期。膝关节可出现轻度内、外翻畸形伴复发性肿胀，经常出现严重的疼痛并影响日常活动，X 线提示关节间隙狭窄明确，有中等量的骨赘，软骨下骨轻度硬化，可出现关节畸形，K-L 分级属于Ⅲ级。

（4）晚期。膝关节可出现严重的内、外翻或屈曲挛缩畸形，反复关节肿胀，疼痛剧烈并严重影响日常活动，X 线显示关节间隙严重狭窄，可见大量骨赘，软骨下骨硬化改变明显，膝关节骨性畸形，K-L 分级属于Ⅳ级。当临床症状与 X 线改变不符合时，推荐做 MRI 检查，以 Recht 分级为准。

2. 中医辨证分型

中医辨证分型参照《膝骨性关节炎中医诊疗指南（2020 年版)》。

气滞血瘀证（多见于发作期、缓解期）：

（1）主症：关节疼痛如刺或胀痛，休息疼痛不减，关节屈伸不利。

（2）次症：面色晦暗。

（3）舌象与脉象：舌质紫暗，或有瘀斑，脉沉涩。

湿热痹阻证（多见于发作期、缓解期）：

（1）主症：关节红肿热痛，触之灼热，关节屈伸不利。

（2）次症：发热，口渴不欲饮，烦闷不安。

（3）舌象与脉象：舌质红，苔黄腻，脉濡数或滑数。

寒湿痹阻证（多见于发作期、缓解期）：

（1）主症：关节疼痛重着，遇冷加剧，得温则减，关节屈伸不利。

（2）次症：腰身重痛。

（3）舌象与脉象：舌质淡，苔白腻，脉濡缓。

肝肾亏虚证（多见于缓解期、康复期）：

（1）主症：关节隐隐作痛。

（2）次症：腰膝无力，酸软不适，遇劳更甚。

（3）舌象与脉象：舌质红，少苔，脉沉细无力。

气血虚弱证（多见于缓解期、康复期）：

（1）主症：关节酸痛不适。

（2）次症：倦怠乏力，不耐久行，头晕目眩，心悸气短，面色少华。

（3）舌象与脉象：舌淡，苔薄白，脉细弱。

注：发作期：膝关节重度疼痛［视觉模拟量表（Visual Analogue Scale，VAS）评分 > 7 分]，或疼痛呈持续性，疼痛重者难以入眠；膝关节肿胀，功能障碍，跛行甚至不能行走。缓解期：膝关节中度疼痛（VAS

评分 4 ~ 7 分），劳累或天气变化时疼痛加重，伴酸胀、乏力，膝关节活动受限。康复期：关节轻度疼痛或不适（VAS 评分 <4 分），腰膝酸软，倦怠乏力，甚或肌萎无力，不耐久行。

第三节　膝骨性关节炎的鉴别诊断

一、感染性关节炎

本病为细菌、病毒等微生物入侵关节腔内导致的关节炎症。患者多为身体抵抗力较弱的儿童及老年人。发病类型可有两种，一种为病原体直接侵犯关节。如金黄色葡萄球菌、肺炎双球菌、脑膜炎双球菌、淋球菌及链球菌等感染。尤其当败血症发生时，在原发感染的基础上局部红肿热痛炎症、关节活动障碍表现均较骨性关节炎显著加重，患者出现全身表现如寒战、高热。血白细胞计数增多、红细胞沉降率（ESR）增快及 C 反应蛋白（CRP）增高明显；关节腔穿刺液呈化脓性改变，涂片或培养可找到细菌；X 线关节摄片可见关节局部脱钙、骨质侵蚀及关节间隙变窄，易并发骨膜炎及骨髓炎。另一种为感染性变态反应性关节炎。在感染过程中，由于细菌毒素或代谢产物所致，如金黄色葡萄球菌败血症、亚急性细菌性心内膜炎、猩红热后关节炎、菌痢后关节炎、脑膜炎后关节炎及布鲁氏菌性关节炎等，主要表现为四肢大关节游走性疼痛，可有局部红肿。

二、结核性关节炎

本病由原发病灶（如肺、胸膜等）中的结核杆菌通过血循环、淋巴液直接蔓延至骨、关节而引起。本病表现为慢性病程，常见于儿童和青年。其起病隐匿，常有低热、盗汗、心悸、失眠、倦怠及体重减轻等结核中毒症状。早期局部隐痛，转变为全关节结核时，疼痛加重，关节内脓液增加或发生混合感染，局部疼痛亦加重。有的患者可发生寒性脓肿，溃破后形成窦道。至晚期，关节呈纤维性强直，疼痛消失。穿刺液为稀薄脓液，混有干酪样物，蛋白质含量高、白细胞增多、中性粒细胞偏多。实验室检查可发现结核敏感试验阳性，或结核菌素试验阳性。X线片显示关节间隙狭窄，关节表面不光滑或存在骨与软骨的破坏灶。

三、银屑病关节炎

本病是一种与银屑病相关的慢性、炎症性关节炎和附着点炎。临床表现复杂多样，除出现银屑病的皮肤和指（趾）甲改变外，常累及指（趾）间关节、掌指关节、跖趾关节等手足小关节，也可累及腕、肘、踝、膝等，少数可累及骶髂关节和脊柱，表现为外周关节炎、附着点炎、指（趾）炎、中轴关节炎等。皮肤病变早于关节病变，缺少特异性的血清学诊断标志物。本病具有一定致畸、致残率。

四、类风湿关节炎

本病是一种自身免疫性疾病。其多侵犯四肢小关节，呈对称性，常累及近端指间关节、掌指关节、腕关节等；逐渐出现关节僵硬、肿胀、畸形等，晨僵时间至少 1 h（病程≥6 周），3 个或 3 个以上关节肿，血沉增快，类风湿因子阳性等；X线片以显示有侵蚀性骨质破坏，关节间隙变窄改变为主。可发生于任何年龄，高发年龄为 40～60 岁。

五、风湿性关节炎

本病是链球菌感染所引起的。链球菌感染后可引起机体产生自身免疫反应，膝关节亦是好发部位之一，但本病特点是游走性、多发性，即急性期往往是多数关节先后发病。用药后症状很快消失，不破坏关节结构，故不会造成关节功能障碍及畸形。X线关节摄片示骨质无异常，血清类风湿因子阴性，抗链球菌溶血素、抗链激酶及抗透明质酸酶阳性。

六、痛风性关节炎

由于嘌呤代谢紊乱或尿酸排泄减少而导致血尿酸升高，尿酸结晶沉积于关节附近或皮下，形成痛性结节。临床以第一跖趾关节多发，也可累及踝、膝、腕、肘等关节。多表现为红、肿、热、痛，实验室检查可见尿酸水平升高，关节腔穿刺或结节活检，可见到乳白色颗粒和/或粉末，和/或稠厚乳液状物质，显微镜下可见针状尿酸结晶。本病反复发作可致肾功能损害，在关节周围和耳郭等部位可见痛风石。

七、血友病性关节炎

本病为一种遗传性凝血因子缺乏病，多见于青少年男性，常有母系家族史，平时患者即有出血倾向。发病部位以承重关节最为多见，如膝、踝、髋、肘关节。关节积液反复发作，关节抽液为血性，膝关节出血患者数约占总病例数 2/3。其病理过程表现为反复的关节内出血刺激引起滑膜炎，进而引起关节软骨破坏、软骨下骨破坏、关节纤维化，最终导致关节屈曲挛缩畸形、骨质疏松、关节纤维化、关节功能丧失；血小板减少、凝血因子减少。患者在轻度外伤后，身体各部位均易出血，关节液为血性或咖啡色液体（陈旧性出血）。X 线片表现为骨膜下血肿钙化、关节间隙狭窄、关节面不规则，尤以股骨髁间凹变深加宽为特点。

八、续发损伤后而引起的骨性关节炎

本病有慢性积累性关节损伤史或有明显的外伤史，发病过程缓慢。本病以创伤引起关节软骨的退化变性和继发的软骨增生、骨化为主要病理变化，以关节疼痛、活动功能障碍为主要临床表现。关节面往往欠光滑或存在关节不稳定表现，任何年龄组均可发病，但以青壮年多见，多发于创伤后、承重失衡及活动负重过度的关节，如髋膝关节。

第四节　膝骨性关节炎的辅助检查

一、实验室检查

膝骨性关节炎没有特异性的实验室检查，急性发作期红细胞沉降率和C 反应蛋白可增高，而血常规、免疫复合物及血清补体等可正常。关节滑液检查可见白细胞增多，偶尔见红细胞。检查类风湿因子、血尿酸水平等可与类风湿关节炎、痛风相鉴别。

二、X 线检查

影像学作为临床常用的辅助检查手段，已逐渐被医患双方广泛认可，对于疾病的诊断有着十分重要的作用。参照《中国骨关节炎诊疗指南（2021 年版）》，X 线检查是膝骨性关节炎的首选影像学检查。疾病早期 X 线片常为阴性，偶尔侧位片可见髌骨上下缘有小骨刺增生；随着病情发展可见关节间隙狭窄，表现为内侧或外侧间隙一部分区域狭窄。狭窄处往往存在软骨下骨板致密、关节边缘及髁间嵴骨刺增生，软骨下骨有时可见小的囊性改变，多为圆形，囊壁骨致密。胫骨平台一侧或两侧可有骨赘形成，胫骨髁间隆起变尖。传统的 X 射线难以观察软骨损伤程度，有一定的局限性。

三、CT 检查

多层螺旋 CT（MSCT）具有检查时间短、不需要受检者翻转体位等优势。后期的图像处理能够从多种角度直观、立体、清晰地显示膝关节关节面、软骨、滑膜等多种细微病变，强大的后处理系统能大大提高诊断效能。然而 CT 检查仍存在明显不足：对关节周围的软组织改变显示度欠佳，且对早期软骨肿胀、损伤的显示效果也不甚理想，是造成膝骨性关节炎漏诊和误诊的重要原因。CT 检查诊断膝骨性关节炎大多具有典型的影像学特征，如关节间隙狭窄，膝关节半脱位，骨关节面增生、硬化、典型象牙状，股骨髁前关节滑膜增生骨化，滑膜呈飞燕状，股骨髁后缘骨质增生，关节面假性囊肿，等等，均是判断膝骨性关节炎以及了解关节内病变严重程度的重要依据。单一的 CT 检查从诊断的敏感性、特异性、准确性的效能评估不如 MRI 检查，若二者联合使用将使诊断效能更为理想，诊断依据更加充分。

四、超声检查

肌骨超声是近年来得益于高频超声探头分辨率显著提高而发展起来的一种新技术。其对膝关节周围软组织病变探查具有较好的敏感性和特异性，具有重要的指导作用，能够客观检测滑膜的厚度以及增生滑膜内的血流分布、积液、软骨、软骨下骨质、骨赘、囊肿等情况。高频超声检查可提供高分辨率图像，且使用方便、价格低廉、无放射性损害。在超声检查中，定量超声成像（QUI）可有效评估退化软骨中的胶原成分与蛋白多糖的缺失情况，对膝骨性关节炎的早期诊断具有重要的参考作用。近年来，有文献指出，血管内超声检查（IVUS）或许可代替关节镜在关节软骨评定中的地位，但目前有关血管内超声检查应用于膝骨性关节炎早期诊断的研究仍然处于探索阶段。

五、MRI 检查

磁共振成像（magnetic resonance imaging，MRI）具有较高的空间分辨率，能够多方位、任一平面成像，诊断价值较高。随着 MRI 检查技术的广泛应用，其可有效扫描出人体软组织，显示早期软骨病变，半月板、韧带等关节结构的异常，可为早期诊断软骨病变提供宝贵证据。MRI 检查对膝骨性关节炎诊断的早期性、敏感性已得到公认。MRI 检查用来评价膝骨性关节炎的严重程度及预后已被大量应用。在膝关节退行性骨关节炎软骨损伤分级诊断中，MRI 分级诊断结果与关节镜接近，能够为临床诊治提供更有价值的参考信息。

关节软骨退行性变损害 MRI 分级采用 Recht 标准（表 2 - 3）：

表 2 - 3 Reche 标准

分级	描述
0 级	正常关节软骨
Ⅰ 级	软骨分层结构消失，软骨内出现局灶性低信号区，软骨表面光滑
Ⅱ 级	软骨表面轮廓轻至中度不规则，软骨缺损深度未及全层厚度的 50%
Ⅲ 级	软骨表面轮廓中至重度不规则，软骨缺损深度深达全层厚度的 50% 以上，但未见完全脱落
Ⅳ 级	软骨全层缺损、剥脱，软骨下骨质暴露伴或不伴软骨下骨质信号改变

六、关节镜检查

关节镜技术的优势主要有：可以对关节内损伤进行明确，为临床治疗方法提供科学的依据；可以对关节内合并伤进行明确并为选择正确的手术方式提供依据。

关节镜技术可通过内窥镜对关节结构及损伤情况予以直接观察，对病患具有较小的损伤性，但该技术对操作者要求高。此外，该技术费用昂贵，会增加患者的经济负担，因此关节镜检查不作为常规检查项目。临床往往经过数字化 X 线检查（DR）、CT、MRI 检查可对疾病病情变化及严重程度做出判断。关节镜技术应用于膝骨性关节炎往往能发挥其诊疗合一的优点，即通过微创技术直观视野下对关节病变做出直接判断，发现问题并处理问题。该检查技术往往对早、中期膝骨性关节炎诊治意义重大。

关节软骨退行性变损害关节镜分级采用 Outerbridge 标准（表 2 - 4）。

表 2 - 4 Outerbridge 标准

分级	描述
0 级	正常关节软骨
Ⅰ 级	软骨软化水肿或出现表面泡状结构

续表2-4

分级	描述
Ⅱ级	软骨变薄，出现轻中度纤维化
Ⅲ级	软骨重度纤维化，呈现蟹肉样改变
Ⅳ级	软骨退行性变深达骨皮质，全层软骨缺损，软骨下骨质裸露

关节镜下软骨损伤分级采用国际软骨修复协会软骨损伤分级系统（ICRS）（表2-5）。

表2-5　软骨损伤分级系统

分度	描述
1度	表浅的、钝性的缺口和表浅的开裂
2度	损伤范围＜软骨厚度一半
3度	损伤范围≥软骨厚度的一半但未达到软骨下骨
4度	全厚撕裂合并软骨下骨暴露

DR、CT与MRI对老年膝关节骨性关节炎的诊断价值分析总结如下：

DR检查价格低廉、检查简便，目前作为老年膝关节骨性关节炎的首选检查，也是首选筛查方法。其对关节整体变化情况、骨质增生情况以及有无游离体有良好的显示效果，但其对早期的膝关节骨性关节炎以及半月板、滑膜、关节腔积液等方面的显示效果较差，且目前临床上检查方法多样，若要详细了解膝关节的病变程度，单纯应用DR的检查方法已无法满足目前临床上的需求。

CT检查比DR检查可更清晰地显示骨质增生情况以及有无游离体，并可更清楚地了解病变的具体部位。虽然CT检查对关节腔积液、半月板退变情况及滑膜变性情况有一定的显示效果，但对软骨破坏、半月板退变以及滑膜变化的具体情况无法预计。

MRI检查对骨质的显示效果明显不如DR与CT，尤其是在对游离体的显示方面，经常无法显示，但MRI检查对早期骨性关节炎的显示效果明显优于CT与DR，且MRI对于半月板及周围滑膜、关节腔的显示效果较为理想。因此，MRI 对于诊断早期膝关节骨性关节炎以及对关节软骨的破坏情况、半月板的退变情况、滑膜的变化情况及关节腔积液的情况有理想的诊断价值。

 第五节　膝骨性关节炎的中医认识

一、病因病机

《素问·刺法论》载："正气存内，邪不可干。"《诸病源候论》载"由血气虚，则受风湿"，《金匮要略》载"少阴脉浮而弱，弱则血不足，浮则为风，风血相搏，即疼痛如掣"，均提示气血虚弱，则外邪更容易侵袭人体。《灵枢·本脏》载"是故血和则经脉流行，营复阴阳，筋骨劲强，关节清利矣"，提示气血调和才能营养经脉筋骨，使关节生理功能正常。《素问·痹论》载："荣者，水谷之精气也……卫者，水谷之悍气也……逆其气则病，从其气则愈，不与风寒湿气合，故不为痹。"《类证治裁》载"诸痹……良由营卫先虚，腠理不密，风寒湿乘虚内袭，正气为邪气所阻，不能宣行，因而留滞，气血凝涩，久而成痹"，提示若营卫之气失去正常的协调关系，则外邪更易侵入肌肉筋骨关节而导致痹证。营气虚则肌肤失去营养，卫气虚则肌表卫外与温煦的作用降低，外邪首先犯表，逐渐发展为痹。《素问·宣明五气》曰："五劳所伤，久立伤骨，久行伤筋。"筋骨劳损可以作为该病的病理基础，也是现代医学认为的软骨缺失的直接原因，为内因。

风寒湿邪痹阻是引起 KOA 的核心要素。风性善行、主动，风邪为"百病之长"，风邪是六淫之中最易侵袭人体的外邪。《素问·玉机真藏论》载："是故风者，百病之长也。今风寒客于人……或痹不仁肿痛。"风邪常兼他邪合而伤人，其中以寒邪和湿邪最为常见。风邪擅行，寒湿二邪借助风邪内犯机体，导致气血运行不畅，经脉闭阻，壅塞为痹。《时方妙用》载"但风则阳受之，痹则阴受之……自当以寒与湿为主。

盖以风为阳邪，寒与湿为阴邪，阴主闭，闭则郁滞而为痛。是痹不外寒与湿，而寒与湿亦必假风以为帅。寒曰风寒，湿曰风湿，此三气杂合之说也"，提示风为阳邪，痹为阴病，寒湿假借风邪为帅，寒湿二邪才是关键的致病因素。《素问·痹论》载"其风气胜者，其人易已也"，提示风邪与痹证的发生相关。《灵枢·阴阳二十五人》载："感于寒湿则善痹，骨痛，爪枯也。"寒性收引，湿性重着，寒邪和湿邪皆为阴邪，阴邪主闭，闭则壅滞不通而痛。《医门法律》载："痹症非不有风，然风入于阴分，与寒湿互结，扰乱其血脉，致身中之阳不通于阴，故致痹也。"痰浊和瘀血痹阻是 KOA 的主要病理产物。风寒湿邪侵袭机体，寒湿稽留于关节，久则化生痰瘀。《类证治裁》载："久而不痊，必有湿痰败血瘀滞经络……初因寒湿风郁痹阴分，久则化热攻痛。"现代医学研究发现痰浊和瘀血与 KOA 的炎症指标水平、软骨损伤情况及疼痛程度具有相关性。

本病核心病机为本痿标痹，以肝肾亏虚、筋骨失养为本，以腠理空虚易感风寒湿邪、瘀血阻滞为标，以痹痛为主要症状，同时夹杂脾虚、痰湿、血瘀等病理特点。

二、中医分型研究

从中医理论来讲，证候是对患者疾病过程中某一阶段病理的概括，是通过望、闻、问、切 4 种诊断方法得到的一系列相关联症状的总称，也简称为证或者候。证型是在中医辨证理论指导下，将疾病过程中某一阶段表现的相对稳定的证候给予的定型分类。

由于近年来 KOA 诊疗观念的发展、循证医学证据和国内外指南的更新，中国中医药研究促进会骨伤科分会组织中医骨伤科、中西医结合骨科、西医骨科、风湿科、中药学及方法学专家，经过科学循证、充分讨论，制定并发布了《膝骨性关节炎中医诊疗指南（2020 年版）》。《膝骨性关节炎中医诊疗专家共识（2015 年版）》将膝骨性关节炎分为气滞血瘀、寒湿痹阻、肝肾亏虚、气血虚弱 4 个证型，而《膝骨性关节炎中医诊疗指南（2020 年版）》将膝骨性关节炎分为气滞血瘀、寒湿痹阻、湿热痹阻、肝肾亏虚、气血虚弱 5 个证型。最新版的《膝骨性关节炎中医诊疗指南》是根据临床分期、辨证分型选用传统经方及其化裁方以及名家验方等中草药对 KOA 患者进行个体化治疗的指导性专著。

中医证素辨证是近年来临床研究的热点,其通过对中医四诊内容的综合分析提取病位、病性等证素,对疾病的临床治疗具有重要指导意义。膝骨性关节炎常见的病位证素为肝、肾,病性证素为湿、寒、血瘀、阴虚、风、阳虚、热、气滞、精亏、痰、气虚、血虚等。

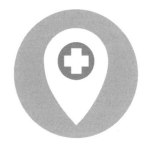

第三章 | 膝骨性关节炎的中西医治疗

第一节　膝骨性关节炎的西医治疗

一、非手术治疗

临床上 KOA 的非手术治疗方法多种多样，有物理疗法、药物治疗、局部疗法，以及细胞因子治疗、基因治疗和干细胞疗法等新兴治疗策略。

（一）物理疗法

热敷、水疗、针灸、电磁疗、超短波治疗等措施可以促进膝关节血液循环，改善关节供血，可以减轻炎症反应，减少关节腔积液，同时也可减轻部分疼痛。适量的运动和康复锻炼也可促进滑膜分泌关节液，减轻关节面的摩擦，达到改善血液循环的作用，减少炎症因子的聚集；同时，可增加肌肉血液循环，改善肌肉营养状况，防止肌肉萎缩。体育锻炼能够刺激脑垂体和下丘脑释放 β - 内啡肽。内啡肽是一类内源性的具有类似吗啡作用的肽类物质，而 β - 内啡肽的作用是吗啡的 5 ～ 10 倍，故能明显减轻关节疼痛[1,2]。适量的运动还可以达到减重的效果，从而减少关节软骨面的受力，延缓和减少软骨下骨的塌陷和变形，达到延缓 KOA 发展的效果。

（二）药物治疗

1. 局部外用药物

在使用口服药物前，建议先选择局部外用药物，尤其是老年人，可使用各种非甾体消炎药（NSAIDs）的凝胶贴膏、乳胶剂、膏剂、贴剂等，如氟比洛芬凝胶贴膏。局部外用药物可迅速、有效缓解关节的轻、中度疼痛，其胃肠道不良反应轻微，但需注意局部皮肤不良反应的发生。对于关节中、重度疼痛可联合使用局部外用药物与口服 NSAIDs。

2. 缓解症状药物

（1）NSAIDs。阿司匹林、布洛芬、吲哚美辛等是最常用的一线抗骨关节炎药物，可通过与环氧合酶（COX）结合减少前列腺素的生成，从而减少炎症因子的产生。同时 NSAIDs 还可抑制炎症过程中缓激肽的释放，改变淋巴细胞反应，减少粒细胞和单核细胞的迁移和吞噬作用。通过以上作用，NSAIDs 减轻了 KOA 患者炎症反应和疼痛程度，常作为暂时缓解症状药物出现，但 NSAIDs 存在胃肠道、中枢神经系统、肾脏不良反应，会加重关节损伤。新一代的凯纷、塞来昔布等 NSAIDs 通过选择性抑制 COX-2，使不良反应发生率大大降低。经研究，塞来昔布能够增加软骨基质蛋白多糖的含量，对软骨有一定的修复作用，从而延缓软骨退变[3]。但大量的回顾性研究认为两者在治疗骨关节炎疼痛的效果方面没有明显的区别，选择性 NSAIDs 还可增加心血管疾病风险。

（2）辣椒素是一种天然化合物，其有效成分辣椒碱可有效激动伤害感受器辣椒素受体 1（TRPV1），用于治疗神经性疼痛[4]。

（3）5 – 羟色胺和去甲肾上腺素再摄取抑制剂（SNRIs）可抑制中枢上行激动系统，起到中枢镇痛效果。

3. **延缓关节炎病程药物**

（1）代表药物有硫酸葡萄糖胺、硫酸软骨素、基质金属蛋白酶抑制药、双醋瑞因、双磷酸盐及四环素类抗生素等。此类药物可抑制胶原酶和磷脂酶 A 活性，降低基质金属蛋白酶的合成，从而抑制软骨细胞的凋亡和软骨基质的降解，促进软骨修复、关节液生成和关节正常功能的发挥[5]。

（2）超氧化物歧化酶、维生素 C、维生素 E、β – 胡萝卜素等具有抗氧化特性，能够消除机体代谢产生的具有毒性作用的活性氧自由基，从而减轻透明质酸、蛋白多糖和胶原的破坏，保护关节软骨的功能，减缓骨关节炎的发生发展。

4. **抗焦虑药物**

该药物可应用于长期持续疼痛的 OA 患者，尤其是对 NSAIDs 不敏感的患者，可在短期内达到缓解疼痛、改善关节功能的目的，但应用时需注意药物不良反应，包括口干、胃肠道反应等。目前，尚需进一步的远期随访研究证明其在 OA 治疗中的作用，建议在专科医生指导下使用。

（三）关节腔内注射治疗

此疗法可有效缓解疼痛，改善关节功能，但该疗法是侵入性治疗，可能会增加感染的风险，必须严格无菌及规范操作。KOA 的关节腔内注射治疗药物主要包括透明质酸钠（sodium hyaluronate，SH）、糖皮质激素、利多卡因、自体富血小板血浆（platelet-rich plasma，PRP）、臭氧

（O_3）等。

（1）透明质酸钠又称玻璃酸钠，是关节液和软骨基质的主要成分，为一种生理性的关节腔滑液，具有减缓关节退变、减轻疼痛、改善关节功能的作用。关节腔内注射玻璃酸钠可增加关节液的黏弹性，润滑关节间隙，减轻关节面的摩擦，减缓关节退变，减轻疼痛。同时玻璃酸钠可与蛋白多糖形成聚合物，在软骨出现裂隙时可以减少蛋白多糖的渗出，抑制软骨基质丢失，减缓关节退变[6]。

（2）糖皮质激素主要通过其抗炎症功能发挥作用。关节腔内注射糖皮质激素可以减轻滑膜炎症，治疗关节内关节积液，减缓组织增生状况，消除肿胀，从而减轻疼痛，促进功能恢复。但其同时存在干扰关节内部正常生理过程，如蛋白质合成、软骨基质的生成，同时增加关节周围循环血液的黏滞度、减少关节营养供应等问题，所以临床上不建议短期多次使用[7]。

（3）自体富血小板血浆。

（4）臭氧属于一种高氧化、不稳定的分子，其氧饱和作用极强，注入关节部位后会快速分解为氧气，提升关节部位的氧气浓度。研究表明臭氧不仅有抗感染的作用，还有改善血流动力学和抗炎症的功能。关节腔内臭氧注射可显著减轻疼痛状况，改善关节功能，并且治疗效果与高渗葡萄糖增生疗法没有明显差别。

（5）高渗葡萄糖增生疗法是一种向关节腔内注射高渗葡萄糖，促使局部 CD43＋白细胞、ED1＋白细胞及 ED2＋巨噬细胞升高，注射局部呈现胶原束增厚、细胞增生，增加膝关节周围韧带厚度，提高韧带及肌腱强度，控制由于韧带松弛引发 KOA 的进展从而缓解疼痛并改善膝关节的运动功能的疗法。同时，高渗葡萄糖还可通过减轻局部水肿、促进局部纤维愈合来改善关节粘连状况，减轻关节僵硬程度。高渗葡萄糖增生疗法可有效缓解 KOA 引起的疼痛，改善膝关节活动能力。

（四）新兴疗法

1. 细胞因子和基因调控

在机体正常生理状态下，滑膜、软骨细胞、基质及软骨下骨质的正常功能的发挥和结构的完整依靠组织分解和合成的动态平衡。细胞因子就是通过调控此过程来发挥作用的。分解性细胞因子包括白介素（IL）和肿瘤坏死因子（TNF）；合成性细胞因子包括转化生长因子（TGF）、胰岛素生长因子（IGF）、骨形态发生蛋白（BMP）等。通过向关节腔内注射细胞因子调节药物可调控关节内细胞因子浓度、增加合成、抑制分解，促进软骨和滑膜修复。事实上，PRP 治疗本质上就是通过向关节腔内补充细胞因子来发挥关节修复作用的。miRNA 可通过调控转录因子、细胞因子、生长因子、促凋亡基因、抗凋亡基因表达，来调控细胞的增殖与凋亡。Tian 等[8]利用 oxLDL 处理转染 miRNA-476b 类似物，发现 miRNA-476b 通过脂蛋白脂肪酶（lipoprotein lipase，LPL）显著减少 IL-6、IL-1β、TNF-α等的分泌。Chen 等[9]发现，缓激肽 B2 受体基因［（BDKRB2）＋9／−9］可通过调节 Toll 样受体−2（TLR-2）的表达来调控促炎因子的活性，进而影响关节炎的发展进程。通过调控基因的表达、调控细胞因子的活性，减缓关节炎发生发展过程是 KOA 治疗的一个崭新的思路。相比其他疗法，基因调控极具优越性，但还需要更进一步的探索研究。

2. 自身组织分离干细胞治疗

自体骨髓间充质干细胞（bone marrow mesenchymal stem cell，BMSC）是人体内具有多分化功能的干细胞，在体内外特定诱导条件下可转化为软骨细胞，修复骨关节软骨。目前的动物实验和临床试验都证明间充质干细胞治疗安全有效，是早期关节炎理想的治疗方法。

二、自体免疫疗法——PRP 技术

PRP 技术作为膝骨性关节炎非手术治疗的重要方式，主要通过全血离心抗凝获得含有高于基线水平的血小板、生长因子、蛋白质等成分的自体血浆制剂，以提供可供组织修复的再生刺激，在关节腔内注射治疗膝关节骨关节炎取得了特定的疗效。但目前富血小板血浆的制备、用法缺乏统一的标准，对关节软骨的作用机制未完全明确，PRP 技术也引发了一定的争论。

（一）PRP 的主要成分和作用

PRP，也指自体血小板凝胶，含高浓度的血小板、白细胞和纤维蛋白。人体血液中正常血小板浓度为 100000 ～ 350000 μL，平均为 200000 μL，PRP 中血小板浓度一般为全血的 3 ～ 17 倍[10]。血小板在骨髓中生成，缺乏细胞核，但包含如线粒体、微管、颗粒（α、δ、λ）等细胞器和结构，其中 α 颗粒含有凝血因子和生长因子，在治疗过程中能促进伤口愈合。

血小板在静止状态时，需要一个触发器激活（凝血酶），然后参与伤口愈合和止血；被激活后，血小板聚集，并最终由颗粒释放生长因子（growth factor，GF），从而刺激炎症和伤口愈合的级联反应。血小板释放的生长因子包括血小板源性生长因子（platelet-derived growth factor，PDGF）、转化生长因子 β1（transforming growth factor-β1，TGF-β1）、转化生长因子 β2（transforming growth factor-β2，TGF-β2）、类胰岛素生长因子（insulin-like growth factor，IGF）、表皮生长因子（epidermal growth factor，EGF）和血管内皮细胞生长因子（vascular endothelial growth factor，VEGF）。同样的，这些蛋白都属于生长因子、趋化因子和细胞因子家族。这些生长因子之间的相互联系以及在目标蛋白上的表面受体激活了细胞内信号通路，诱导蛋白的再生过程，如细胞增殖、基质形成、骨形成、胶原蛋白的合成。

PDGF 是第一个被发现存在于血小板，尤其是在 α 颗粒中的生长因子。其他细胞中也存在 PDGF，如在巨噬细胞、内皮细胞、单核细胞、成纤维细胞和骨基质中。PDGF 有 3 种亚型：PDGF-αα、PDGF-ββ 和 PDGF-αβ。PDGF 的活性包括血管生成、巨噬细胞活化、成纤维细胞增殖与趋化，以及胶原的形成。它也可以提高骨细胞的增殖能力。TGF-β 是生长分化因子超家族中的一员，含有 3 种形式：TGF-β1、TGF-β2 和 TGF-β3。TGF-β 已经被证实可以促进细胞外基质的分泌，提高成纤维细胞的增殖能力，刺激 I 型胶原蛋白和纤维连接蛋白的生物合成以及骨基质的沉积。TGF-β 可以抑制破骨细胞形成和骨吸收，因此它对骨形成的作用极其重要。经研究证实，PRP 中 TGF-β1 的水平为 169.4 ng/mL（SD 84.5），TGF-β2 为 0.4 ng/mL（SD 0.3）。IGF-1 对成纤维细胞有趋化和刺激蛋白质合成的作用。它可以通过成骨细胞的增殖和分化提升骨形成的能力。据报道，它在 PRP 中含量为 84.2 ng/mL（SD 23.6）。VEGF 是胱氨酸生长因子，是血小板中生长因子家族的亚家族。它们是重要的信号蛋白，参与血管生成，促进伤口愈合。在体外，VEGF-A 已经证实具有刺激内皮细胞的有丝分裂和细胞迁移的作用。它也是一种血管扩张剂，可以增加微血管通透性。它与结合在细胞表面上的表皮生长因子受体（EGFR）有高度亲和力，触发某些基因的表达，最终导致 DNA 合成和细胞增殖。PRP 还含多种高浓度的白细胞，如中性粒细胞、单核细胞和淋巴细胞。白细胞是一类无色、有核、呈球形的血细胞，能做变形运动，参与机体的免疫和防御功能。正常成年人白细胞总数为 4000 ～ 10000/μL。白细胞既可以帮助机体清除局部病原体，大大增强局部抗感染能力，又可以帮助机体清除局部坏死组织，从两方面加快组织修复的速度。

（二）PRP 的作用机制

目前对于 PRP 促进伤口愈合和骨组织再生的作用机制尚未完全阐明。其可能的作用机制是：PRP 与凝血酶、氯化钙或生理盐水混合形成凝胶，其中所含的血小板 α 颗粒释放多种生长因子而起作用。血小板活化发生在凝血过程 10 min 之内，预合成的生长因子在 1 h 内分泌。在最初的生长因子大量释放后，血小板在接下来的几天内开始合成和分泌额外的生长因子。血小板凝集时被激活，α 颗粒与血小板膜融合，通过添加组蛋白及糖侧链而成为活性状态，生长因子通过跨膜受体结合到细胞膜外表面，可诱导间质干细胞及内皮细胞的分裂、分化和增殖以促进骨组织再生与软组织的愈合。这些生长因子已被证实对细胞的生长、分化及免疫功能皆有重要的调节作用。研究表明，成人骨髓基质干细胞、成骨细胞、成纤维细胞、内皮细胞及表皮细胞能表达 PRP 中相关的生长因子受体。这些跨膜受体反过来诱导内源性的细胞内信号蛋白的活性，引起细胞增殖、血管生成、基质形成、胶原合成等细胞的基因序列表达。PDGF 为一种糖蛋白，可刺激骨髓基质细胞的有丝分裂，增加成骨细胞的数量；也可刺激内皮细胞的生长，促进受植区的毛细血管的生成，刺激单核巨噬细胞趋化。TGF-β 可激活成骨前体细胞趋化及有丝分裂，刺激胶原基质沉淀，抑制破骨细胞形成及骨吸收。VEGF 是强有力的血管生成因子，可促进创口愈合及血管化。骨和软组织的修复过程是由信号蛋白所控制的复杂的胞内或者胞外事件。这个过程还未完全被认知。损伤引起的血管结构的破坏导致血小板和纤维蛋白聚集，之后形成一个稳固的血凝块。随后，血小板和其他细胞释放一些生长因子进入受损组织，用以支持修复和形成新的组织。PRP 被凝血酶和钙离子激活，导致 α 颗粒级联释放生长因子。这些颗粒包含数目巨大的蛋白质，为组织修复提供强大的帮助。然而，决定 PRP 生物特性的因子仍然未知，而且其临床作用的认识也相对不足。

这些生长因子的相互联系十分复杂，对不同的组织有不同的作用。生长因子可能与其他的因子也有相互作用，激活不同的信号转导通路。由于生长因子释放的模式和损伤环境的不同，不同亚型的生长因子有多样化的作用，因此 PRP 促进骨与软组织修复的作用机制需要进一步研究探索。

（三）PRP 制作原理和方法

根据血液成分在离心过程中的沉降速率不同，提取 PRP。血液离心后分为 3 层：红细胞由于沉降系数比较大，在最下层；最上层为贫血小板血浆（platelet poor plasma，PPP）；中间层就是 PRP，也叫血小板浓缩物（platelet concentrate，PC），俗称黄衣层。收集中间层即可获得 PRP。目前，关于 PRP 的制备尚无统一标准，不管是实验室中提取 PRP，还是使用商业化设备提取 PRP 都需要进行两步操作：第一步全血离心，分离出红细胞，第二步从血浆中将 PRP 分离出来。PRP 的制作方法很多，采取静脉血时所用抗凝剂的选择、不同的离心力，以及离心时间、离心次数和凝胶激活剂的应用都会影响 PRP 中血小板浓度、活性和回收率。

自 2000 年以来，PRP 治疗技术取得了突飞猛进的发展，大量的专家、学者对 PRP 制备技术和产品进行了多层次、多角度的研究。截至目前，已经有十几家企业的商业化产品获得了美国 FDA 认证、欧盟 CE 认证。在中国，山东威高集团历经 7 年多研发了 PRP 制备套装，于 2013 年 1 月 15 日取得 CFDA 注册证，与目前国外 PRP 制备设备比较，国内技术制备的 PRP 在血小板浓度、血小板活性和回收率各方面，都处于上游水平。目前，关于 PRP 的临床应用的报道仍有些争议，这可能与使用的设备、使用条件、患者本身体质状况以及医生的操作熟练程度有关，因此需要进一步研究，制定 PRP 应用的统一标准。

（四）PRP 治疗技术临床应用

PRP 治疗技术在国内虽是新的治疗技术，但是在国外已经广泛使用十余年，用于组织修复，安全、有效。现在 PRP 的临床应用越来越广，国际上的大型学术会议都有大量的有关 PRP 的报道，特别是在各个领域的基础机制研究和临床应用研究正处在白热化的全球竞争状态之中。

PRP 拥有许多其他药物不具备的优点：PRP 是自源性的，无疾病传播、免疫排斥反应，以及异种基因产品可能改变人类遗传结构的担忧；PRP 中含有多种高浓度的生长因子，各种生长因子的比例与体内正常比例相符，使各生长因子有最佳的协同作用；PRP 可凝固成凝胶状，黏合组织缺损处，防止血小板流失，使血小板在局部长时间分泌生长因子；PRP 中含有大量的白细胞和单核细胞，可清除局部病原体和局部坏死组织，大大增强局部抗感染能力；PRP 含有大量纤维蛋白，为修复细胞提供良好支架，还可收缩创面，促进凝血，刺激组织再生，促进伤口闭合；PRP 治疗技术对患者损伤小且制作简单。已有大量研究表明，PRP 具有镇痛的作用。关节内注射 PRP，能够有效修复关节软骨的缺损和延迟骨性关节炎的发生。可以认为 PRP 是一种非常好的替代手术治疗并能促进组织自然愈合的有效治疗方法。

PRP 作为新型生物制剂中的代表受到了广泛的关注，有学者发现在 Google 中搜索"PRP 治疗骨关节炎"的频率增加，公众对于 PRP 治疗膝关节骨关节炎的兴趣逐渐增加。PRP 在治疗膝骨性关节炎临床应用中取得了一定的效果，近年来，对 PRP 进行研究的文献数量逐年上升，其中以 Meta 分析和单臂研究居多，高质量的随机对照研究相对较少。目前 PRP 的制备和治疗缺乏标准化流程，需要进一步研究以评估治疗反应、了解 PRP 在骨关节炎治疗中的作用机制、优化和规范 PRP 制备和治疗流程，以获得更好的治疗效果。

三、截骨术现状

单间室膝关节骨关节炎是膝关节退变的早期阶段，表现为膝关节单一间室退变，其他间室退变相对较轻，多发生于内侧间室。对于单间室膝关节 OA 合并下肢力线异常的患者，膝关节周围截骨下肢力线矫正术通过调整下肢力线，将压力从患侧间室转移至正常间室或正常力线位置，从而缓解膝关节疼痛，改善膝关节功能。

1965 年 Coventry 首次报告了胫骨高位截骨术（high tibial osteotomy，HTO）治疗内翻型膝关节 OA，而后股骨远端截骨术（distal femoral osteotomy，DFO）、胫骨髁外翻截骨术（tibial condylar valgus osteotomy，TCVO）、混合胫骨截骨术（hybrid closed-wedge high tibial osteotomy，hybrid-CWH-TO）、腓骨近端截骨术（proximal fibular osteotomy，PFO）先后应用于临床。随着手术技术、内固定材料与设计的不断改进以及数字骨科技术的不断进步，膝关节周围截骨术已成为治疗单间室膝关节 OA 的主流手术方式。

（一）膝关节周围截骨术适应证

1. 年龄

年龄是影响临床疗效和手术失效期的重要因素之一。目前对于膝关节周围截骨术的年龄范围尚存争议，一般认为膝关节周围截骨下肢力线矫正手术的患者年龄男性应小于 65 岁、女性应小于 60 岁。但也有学者认为 HTO 对高龄人群同样有效。经研究发现 OWHTO 的临床结果受软骨状态的影响，而不受患者年龄影响。因此认为在治疗没有出现高度晚期软骨变性的老年患者时，不应仅仅因为他们的实际年龄而放弃 OWHTO。

2. 下肢力线

一般认为膝关节周围截骨术适用于内翻畸形大于 5°或外翻畸形大于 10°的患者。研究发现，膝关节周围截骨术不仅改变了膝关节的负重线力线，还会导致踝关节冠状位力线改变。所以，当计划行膝关节周围截骨术以矫正膝部内翻或外翻时，踝关节也应受到重视——特别是在踝关节周围已有畸形、韧带不稳定或关节炎的患者。膝关节力线矫正程度与踝关节倾角变化显著相关，但矫正度数与术后踝关节疼痛无显著相关性，且所有的踝关节疼痛均可被止疼药物缓解。

3. 软骨退变情况

膝关节周围截骨术通过矫正下肢力线，将压力从患侧间室转移至正常间室，截骨后患侧间室高压缓解，若对侧间室软骨磨损严重，随着术后力线的调整，对侧间室压力会进一步增加，降低截骨的生存率。因此，术前评估内外侧间室软骨退变程度对患者的预后至关重要。

4. BMI

BMI 越高，膝关节承受的压力越大，发生半月板损伤和软骨磨损的风险越高。因此 BMI 高的患者对侧间室对压力转移的耐受力弱，手术失败风险高。

（二）膝关节周围截骨术分类及术式创新

（1）常规的膝关节周围截骨术主要包括胫骨高位截骨术（HTO）（图 3-1）和股骨远端截骨术（DFO）（图 3-2）。

胫骨高位截骨术和股骨远端截骨术主要应用于膝骨性关节炎的治疗。它能矫正膝关节的力线并增强膝关节的稳定性，以减轻关节疼痛、改善关节功能，并能促进膝关节软骨再生。

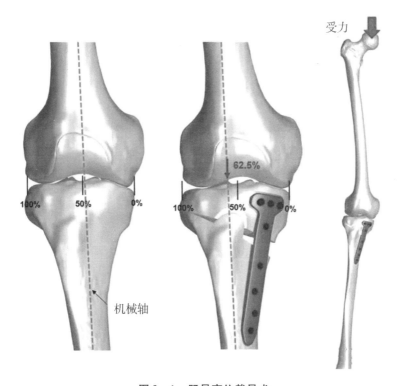

图 3 - 1　胫骨高位截骨术

图片来源：https：//mmbiz. qpic. cn/mmbiz_ jpg/dl2R66QPFHTp37p7PhrEoxHerHBoeSjqYVfBA
tuiarDvlJHodfTYxySqWvklwWvreJiacyic1bXvfQJ0lhSvTFr2w/640?wx_ fmt = jpeg&wxfrom = 5&wx_lazy =
1&wx_co = 1

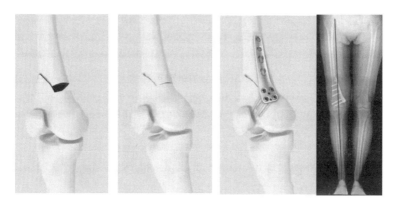

图 3 - 2　股骨远端截骨术

图片来源：https：//mmbiz. qpic. cn/mmbiz_ jpg/dl2R66QPFHTp37p7PhrEoxHerHBoeSjq0KFGg
1WmJHMpbGSZ8CmxS149tlics1ZVtf6vOj3ecOObjNX0mH9t49A/640?wx_ fmt = jpeg&wxfrom = 5&wx_
lazy = 1&wx_ co = 1

（2）对于一些有特殊畸形或需求的患者，HTO 与 DFO 这两种术式远远不能满足临床需要。传统的 HTO 技术无法对关节内畸形进行矫正，因此在合并外侧半脱位的重度膝骨性关节炎病例中往往难以达到满意的治疗效果。Chiba[11]基于传统 HTO 技术所面临的困境，于 1992 年提出了胫骨髁外翻截骨术（TCVO）（图 3 - 3）。TCVO 为开放性楔形 HTO 的一种，由胫骨近端内侧向髁间隆起行 L 形截骨，旨在矫正膝内翻、外移下肢力线的同时修复半脱位的外侧膝关节。TCVO 的基本原则是通过关节内畸形的关节内矫正来稳定膝关节。这种关节内截骨术改善了骨性和软组织的不稳定性，不需要单独的韧带重建。临床结果证实，经 TCVO 治疗后，患者疼痛得到改善，能够恢复繁重的体力劳动和运动活动。TCVO 治疗膝关节外侧间隙增宽、关节线会聚角增大的内翻型单间室膝关节骨关节炎可以取得良好的早期疗效，有效矫正膝关节内翻畸形并外移下肢机械力线、缓解术后早期膝关节疼痛及改善日常活动能力。

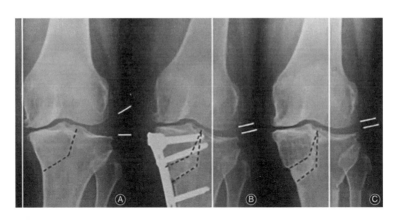

图 3 - 3　胫骨髁外翻截骨术

图片来源：https://mmbiz. qpic. cn/mmbiz_ jpg/dl2R66QPFHSDzxNsmUKYfWpv5g2QbrclBicEK
BVibeQBzE1YWqoxFRNxAE6BoQLw2aoM85PiaaPXS9Y2ZPxTC9khw/640?wx_fmt = jpeg&wxfrom = 5&
wx_lazy = 1&wx_co = 1

（3）混合胫骨截骨术（hybrid closed-wedge high tibial osteotomy, hy-
brid-CWHTO）（图 3 - 4）。

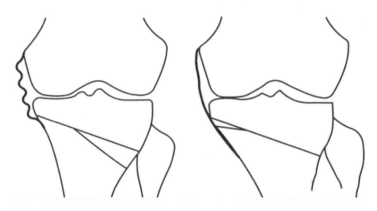

图3-4　混合胫骨截骨术：外侧闭合＋内侧开放"混合"截骨

图片来源：https：//mmbiz. qpic. cn/mmbiz_ jpg/dl2R66QPFHSDzxNsmUKYfWpv5g2QbrclKo
jI4rocdvovk97iaPb4FIEIyojkD9A6wORPzgdSL8yN0PZIHw8jmew/640?wx_fmt＝jpeg&wxfrom＝5&wx_lazy
＝1&wx_co＝1

hybrid-CWHTO 是 2014 年日本学者 Takeuchi 教授[12]报道的一种新的胫骨截骨术式，其优点（与 OWHTO、CWHTO 比较）为：截骨量少，可以进行大角度畸形矫正；肢体长度改变小；不改变髌骨高度。

（三）膝关节周围截骨术辅助技术进展

膝关节周围截骨手术对初学者相对复杂，需要考的虑因素较多，不仅要求进行精准的术前设计，还需要具备高超的手术技术。而随着数字化骨科技术不断进步，大大缩短了膝关节周围截骨术的学习曲线，使复杂的手术简单化、简单的手术精准化、精准的手术个性化。膝关节周围截骨术的辅助技术主要有计算机辅助设计（computer aided design，CAD）、3D 打印导板（PSI）、数字化导航等。

1. 计算机辅助设计

传统的膝关节周围截骨术需要应用双下肢全长片辅助进行术前截骨设计，想拍出标准的全长片并不容易，多次摆体位透视，不仅增加医师工作量，还易引发患者情绪。基于患肢术前 CT 扫描的 DICOM 数据，应用计算机模拟截骨手术，确定术中恢复力线的位置和程度，基于 CT 进行三维建模后，可自由旋转至满意视图进行相关测量，结果更加准确（图3-5）。

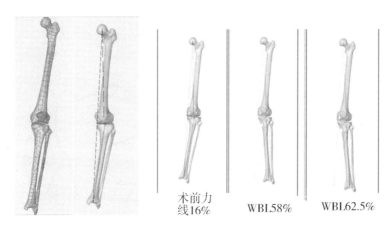

术前力
线16%　　　　WBL58%　　　WBL62.5%

图 3 -5　计算机三维建模模拟截骨确定力线调整情况

图 片 来 源： https://mmbiz. qpic. cn/mmbiz＿ jpg/dl2R66QPFHSDzxNsmUKYfWpv5g2Qbrclvcw
asYSyklbnpj0duYypJ1QoDicvU2PqxKaeDckG13QXcibickna2ezTQ/640?wx＿ fmt = jpeg&wxfrom = 5&wx＿
lazy = 1&wx＿ co = 1

2．3D 打印导板

3D 打印导板（图 3 -6）的辅助技术是满足 HTO 计划和执行准确性
需求的一种方法。经 3D 打印制作具有截骨、矫形和导向功能的导向器，
以达到下肢力线的精准矫正。特别是对于初学的骨科医生，利用 3D 打印
技术打印个性化截骨矫形导板、辅助术中截骨及矫形、预期矫形结果、减
少术中透视，有利于缩减手术时间及减少并发症的发生。世界各地的学者
报道了各种各样的 3D 打印辅助截骨的装置。从单纯辅助撑开的 3D 打印
"撑开块"（图 3 -7），到复杂的用于术中准确定位点、线的位置，引导
手术截骨的方向和深度，角度（撑开高度）控制，引导内固定放置等
"组合式导板"（图 3 -8）等。

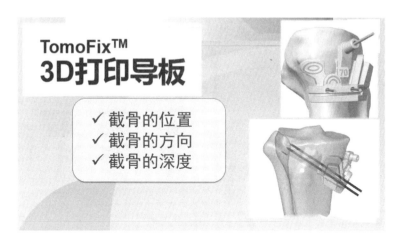

图 3 - 6　3D 打印导板

图片来源：https://mmbiz. qpic. cn/mmbiz_ jpg/dl2R66QPFHTp37p7PhrEoxHerHBoeSjqpYnWK
wcYNRNVTB46Zc5jQ2ds8oj84wE2njxy9gBwFvlqNYeAJrehIA/640?wx_fmt = jpeg&wxfrom = 5&wx_lazy =
1&wx_co = 1

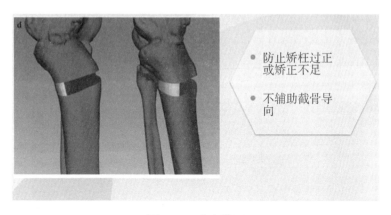

图 3 - 7　术中撑开

图片来源：https://mmbiz. qpic. cn/mmbiz_ jpg/dl2R66QPFHTp37p7PhrEoxHerHBoeSjqtUWo
Zrn0FoGUl7IBIicHWhlk2rBYa0n04MsgiaOqXqlyqOTadDcOl5NA/640?wx_ fmt = jpeg&wxfrom = 5&wx_
lazy = 1&wx_co = 1

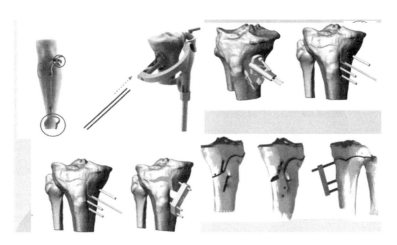

图 3 - 8　组合式 PSI

图片来源：http://mms1. baidu. com/it/u = 1803634503，1244560179&fm = 253&app = 138&f = JPEG&fmt = auto&q = 75?w = 800&h = 450

3. 数字化导航

膝关节周围截骨下肢力线矫正手术截骨线的确定主要依赖术前计划，并根据术中网格线、力线杆等辅助透视调整矫正的角度和撑开或闭合的尺寸。但这些方法受到患者体位、透视角度、测量误差等因素的影响，存在较大的不稳定性。新的数字化导航技术辅助下截骨可提高矫正角度、撑开或闭合尺寸的精准性（图 3 -9）。

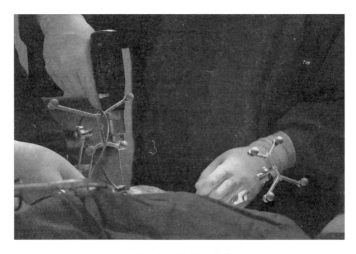

图 3 -9　数字化导航

图片来源：http://health. cnr. cn/jkjryw/20170324/W020170324481116306718. jpg

膝关节周围截骨术是一种安全、可靠的治疗选择，它可以延缓骨关节炎进展，推迟甚至避免 TKA 手术，特别是当患者越来越年轻化、就医年龄提前时。膝关节周围截骨术提倡阶梯化的治疗理念，是治疗膝骨性关节炎的有效方法，与膝关节置换相比具有独特的优势。我们有理由相信随着内固定设计与材料的进步、手术方式的改良、数字骨科的辅助、相关基础研究的进步，膝关节周围截骨术治疗膝关节骨性关节炎将会变得越来越准确、有效和方便。

四、关节镜

关节镜技术与关节置换、切开复位内固定并称为 20 世纪骨科的三大成就。其作为临床诊治手段起始于 20 世纪五六十年代初期，于 70 年代末期、80 年代初引入我国并开始推广应用。近二三十年其得到了快速发展，在骨科的应用范围逐渐扩大，诊治病种也在不断增加。

关节镜是一种用于观察关节内部结构的、直径 5 mm 左右的棒状光学器械，是医师用于诊治关节疾患的内窥镜。该器械从 1970 年开始在我国推广应用。关节镜在一根细管的端部装有一个透镜，将细管插入关节内部，关节内部的结构便会在监视器上显示出来，因此可以直接观察到关节内部的结构。

（一）相关优势

（1）切口小不感染、皮肤瘢痕极小。

（2）手术创伤小，手术安全，可重复手术，不影响以后做其他关节手术。

（3）一次关节镜术可同时治疗多种疾病，如膝关节手术可同时进行关节清理术、滑膜皱壁切除术等。

（4）适应证宽，它适用于关节内的各种各样病变。禁忌证少，如身体条件差不能行常规手术，但不一定禁忌关节镜手术。

（二）关节镜诊治膝关节疾病

膝关节是人体最大、最复杂的关节，也是伤病最多发的关节。目前，绝大多数的膝关节创伤和病变可在关节镜下治疗，此项技术以其无可比拟的优越性成为多种传统切开手术的"终结者"，成为诊治膝关节疾病的主要手段（图 3 - 10、图 3 - 11）。

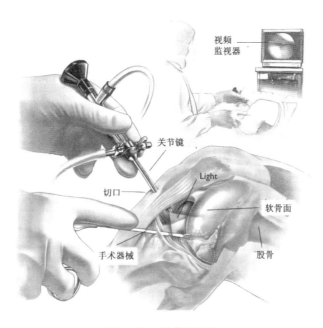

图 3 - 10 关节镜手术

图片来源：http://mms2. baidu. com/it/u = 4205398593,1737376049&fm = 253&app = 138&f = JPEG&fmt = auto&q = 75?w = 350&h = 334

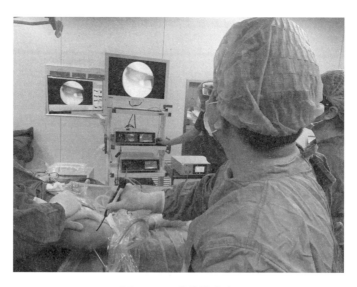

图 3 - 11 关节镜术中

图片来源：https://ss2. meipian. me/users/69366231/585511c01ecf9f03c6cb61c7be 3e282d. jpg?imageView2/2/w/750/h/1400/q/80

1. 诊治半月板损伤

膝关节半月板损伤是最多见的运动创伤之一，由于关节镜技术与 MRI 的普及，其漏诊比例已明显降低。半月板部分切除术是对不能修复的半月板损伤部分进行切除，对其稳定部分予以保留，已成为关节镜下最常见的操作内容[13]。此术式不仅对年轻患者疗效确切，而且临床观察显示关节镜手术治疗中老年单纯半月板损伤可以取得和年轻患者相当的中期疗效[14]。随着人们对半月板血液供应的深入认识，并得益于相关手术设备与器械的推广应用，目前通过关节镜下缝合而得以保留半月板的病例日益增多，从而有效减少了膝关节退行性变的发生。目前，国内多家医院已成功开展半月板异体移植重建手术，扩大了关节镜技术的应用[15,16]。伴随半月板损伤形成的半月板囊肿多见于青壮年患者，在关节镜下清理囊肿可迅速改善外观与症状，疗效可靠且极少复发。

2. 诊治交叉韧带损伤

膝关节前、后交叉韧带损伤是较为常见的运动损伤，其中后交叉韧带损伤往往由交通伤等更高能量的外力导致。二者均可引起膝关节不稳、乏力及肌肉萎缩，早期重建可避免半月板和关节软骨的继发损伤。关节镜下检查与重建已成为前、后交叉韧带损伤诊断与重建的"金标准"。关节镜下前交叉韧带重建是当今关节镜外科的研究重点。

（1）多种手术重建方式争鸣。

单束重建前交叉韧带的方式应用时间最长，而且应用范围也最广。双束双隧道重建前交叉韧带更接近解剖重建，是目前关节镜研究和争论的热点之一，比单束重建更稳定，不但能够对抗胫骨的前向不稳定，而且可克服旋转负荷不稳定，但手术操作更为复杂、创伤更大。此外，有学者采用八股腘绳肌肌腱双束四隧道法及六股腘绳肌腱带骨膜瓣外翻缝合法重建前交叉韧带，均获得了满意的临床疗效。

（2）多种移植物取材方式共用。

随着临床实践的不断推进，重建前、后交叉韧带的供体来源呈现出多元性的选择，采用自体腘绳肌腱重建前、后交叉韧带的方法得到了广泛的认可与推广。其优越性在于无须考虑免疫反应，不干扰伸膝装置及节省费用；其局限性在于移植物与骨隧道界面的腱－骨愈合时间较骨腱－骨愈合时间更长。移植物取材后会造成腘绳肌乏力，膝关节屈曲或伸直及内旋或外旋两组拮抗肌群的力量配比不均匀。近年来，异体肌腱移植重建前、后交叉韧带的方案日益增多，其发展前景不可估量。当前最常用的异体肌腱集中于骨－髌腱－骨、腘绳肌腱、带骨块的跟腱、胫前肌和胫后肌肌腱。其优越性包括避免增加患者新的取材创伤及相应并发症。关节镜技术临床应用的现状与展望是不仅可缩短手术时间，也可为术后康复创造有利条件，同时可根据需要组配移植物的大小及形态。其局限性包括疾病传染和移植免疫的可能性，移植物的制备、储存、运输，特别是反复冷冻对其组成结构及物理特性的影响，还有植入后的愈合及塑形时间较长、治疗费用较高等。临床也可根据具体情况将自体肌腱与异体肌腱联合应用。此外，人工肌腱也在一定范围内得以应用，临床观察显示其近期疗效与自体取材无明显差异[17]。

（3）多种移植物固定方式并存。

移植物材料及固定方式的不同决定了其固定方式的多样性。就其取材而言，末端带骨块的移植物比不带骨块的纯粹腱性移植物更易于与骨隧道实现愈合。前者的常用固定方式为界面挤压螺钉，也有采用横穿肌腱固定的方法。后者的固定方式可分为关节外固定法和近隧道内口固定法两种。其中关节外固定法包括悬吊式固定及拴桩固定等；近隧道内口固定法包括界面挤压螺钉固定、腱芯扩张挤压固定及横穿肌腱固定等。按固定部位划分，股骨端的固定包括界面螺钉挤压固定、横穿肌腱固定和悬吊式固定等；胫骨端的固定方式主要包括挤压式固定和悬吊式固定两类。因胫骨侧骨质较股骨侧为差，且移植物易受体液侵蚀，临床上常采用联合固定方式[18]。

3. 诊治其他膝骨性关节炎变

除半月板及交叉韧带损伤的诊治外，另有多种膝骨性关节炎变适宜在关节镜下处理。例如：前、后关节囊内游离体或异物的摘除，滑膜病变，前交叉韧带囊肿等肿物的切除与病理取材，关节软骨的稳定化与软骨下骨的微骨折处理，关节粘连的松解，髌外侧关节囊的松解，胫骨平台及其髁间棘骨折的固定与复位，髌骨脱位，内侧单髁关节置换前对外侧胫股关节与髌股关节的探查等。因此，大部分传统切开手术操作均已能在关节镜下完成。

关节镜技术已经在骨科界的治疗理念和治疗技术上掀起了一场革命，其视野清晰（图3－12）、操作精准、外表美观、康复顺利，为骨科微创诊治领域之典范，被广大医师和患者所接受，其应用范围也会不断发展。

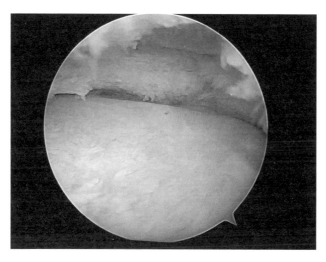

图 3 - 12　关节镜下图片

五、关节置换现状

自全膝关节置换术应用于临床以来，已成为公认的治疗膝关节骨性关节炎、类风湿性关节炎等疾病终末期患者的最佳选择。而膝关节是人体解剖结构复杂、对运动功能要求极高的关节，其运动模式复杂[19]，因此，对于膝关节假体的设计提出了很高的要求。如何在临床中选择高质量的假体以及改进假体设计、提高手术技巧，已经逐渐成为膝关节置换术中不可忽视的重点话题之一。

（一）膝关节假体材料

膝关节假体使用的材料基本上是从髋关节假体演变而来的，只是在假体材料的细微组成和加工工艺上有所改进，除了材料磨损特性及固定方式外，膝关节假体的设计更多地考虑了力学与运动学参数。术后下肢力线以及软组织平衡状况均对膝关节长期效果尤为重要。早期的人工关节是用不锈钢制造的，但因不锈钢的耐腐蚀性和强度不如钴合金与钛合金，已逐渐被后两者所替代。钴合金和超高分子聚乙烯组成的假体是膝关节材料的"金标准"[20]。钴合金是钴基合金，其耐磨性、耐腐蚀性和综合机械性能均较好，但钴、铬等金属离子存在肾毒性及致癌性风险。钛合金弹性模量与人骨的弹性模量较接近，具有良好的生物相容性、强度和耐腐蚀性，但钛合金耐磨性较差，与人体体液长期接触会产生黑水现象。为了提高膝关节金属材料摩擦界面的抗磨损能力，表面改性处理技术成为主要手段，其目的主要在于提高材料的润滑性能、降低摩擦系数。随着材料技术的发展，普通聚乙烯材料逐渐被超高分子量聚乙烯替代，而通过 γ 射线或电子束的照射处理以及添加维生素 E 等措施可以明显提高交联度，进一步提高材料抗氧化性和耐磨性。

（二）膝关节假体固定方式

膝关节假体的固定方式主要有骨水泥固定与生物固定。从固定方式上来看，目前绝大多数选择的是骨水泥固定型人工关节，实践证明只要使用得当，其临床效果十分满意。与非骨水泥固定相比，骨水泥固定不易发生假体微移动，固定作用是通过大块充填和微观的机械交锁实现。其显著的特点是假体可以获得即刻的固定，固定优点在于骨水泥向骨小梁中的渗透，松质骨得到加固后可以更好地承受形变，使假体与骨之间的应力分布均匀、不良应力减小，避免应力集中。非骨水泥固定型假体的设计思想则是通过紧密压配和骨组织长入假体多孔层达到生物固定的效果。所以非骨水泥型全膝关节置换术在适应人群上有所不同，它适合于年龄较小、骨质条件较好且无明显骨质缺损的患者。使用生物固定型假体时，术中要求更为精确地截骨，若截骨有偏差，骨与假体界面存在缝隙，必然影响假体的初始稳定性及后期骨长入。因此，使用这种假体对局部骨骼质量、术者的手术技术要求高。由于膝关节周围缺乏强健肌肉、韧带等保护，其初始固定比较重要，所以目前仍以骨水泥固定为主。

（三）膝关节假体类型

1. 后稳定型与后交叉韧带保留型膝关节假体

根据术中是否保留后交叉韧带而将膝关节假体分为后稳定型（posterior-substituting，PS）与后交叉韧带保留型（cruciate-retaining，CR）假体。两者均已在临床上应用超过 20 年。有学者认为使用 CR 假体可以保留更多骨质及交叉韧带本体感觉，更接近生理的膝关节运动学，膝关节屈曲时满足股骨髁后滚要求，能够提供足够的稳定性并且可以防止胫骨前移[21,22]。但是由于其仍然缺乏前交叉韧带，在股骨髁滚动时存在滑动的现象，会增加胫骨聚乙烯垫片的接触应力，加剧磨损[23]。PS 假体使用了金属衬托的胫骨平台，允许股骨髁在膝关节屈曲过程中在胫骨平台上后滚，不仅增加了活动度，而且限制了股骨前移，增加了稳定度。其手术技术难度低，更容易操作掌握，假体界面更稳定。不足之处在于易出现胫骨平台衬垫背面磨损，存在潜在过伸位撞击问题，导致髌骨沉闷综合征（patellar clunk syndrome）。

2. 固定平台与旋转平台膝关节假体

根据胫骨侧假体是否具有旋转功能，将膝关节假体分为固定平台与旋转平台两种类型。旋转平台假体设计遵循"自然膝"的理念，最大限度增大股骨与胫骨假体间形合度，同时聚乙烯垫片在胫骨平台上旋转活动，可以分散平台界面之间的应力，减少聚乙烯垫片的磨损和假体的松动。目前对旋转平台假体疗效是否优于固定平台假体学术界仍存在争议。虽然旋转平台假体在理论上更适合膝关节的生物力学，但是在临床上对于年轻患者或者年长患者均未发现其中长期疗效的优越性。目前，固定平台假体10～15年的生存率达90%以上，技术已经比较成熟，而旋转平台假体存在脱位的风险，且手术技术要求更高[24]，对于初学者可能使用固定平台假体更好，在获得相似的术后效果的同时，有较低的风险。

（四）膝关节单髁置换术

单髁置换术（unicompartmental knee arthroplasty，UKA）始于20世纪70年代，适用于膝关节单间室的骨关节病变，能够明显缓解疼痛、改善功能（图3-13）。早期UKA由于术后早期效果差、假体失败率高，难以大范围推广使用。近年来由于关节假体设计和手术器械的改进、微创技术的应用以及手术适应证的严格把握，UKA手术逐渐增多[25]。有研究报道其术后10年假体生存率可以达到94%。UKA最适用于年龄在60岁以上

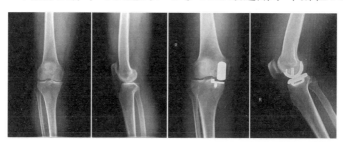

图3-13　单髁置换术

图片来源：http://mms0.baidu.com/it/u=2333693898,2238580647&fm=253&app=138&f=JPEG&fmt=auto&q=75?w=1338&h=500

且活动量不多的非肥胖老年 OA 患者。其无夜间休息痛，膝关节活动度在 90°左右，屈曲挛缩不超过 5°，成角畸形不超过 15°，并能够被动矫正。对于 ACL 缺失或者既往有关节不稳史的患者不推荐 UKA，因为其可能会加剧术后关节的磨损。虽然发现 60 岁以下患者 UKA 长期累积失败率高于 60 岁以上患者，但是由于其创伤小、费用低、发生并发症概率低、恢复快等诸多优点，也有学者将其应用于更年轻的人群作为初次膝关节置换的首选[26]。

由于单间室病变大多位于内侧，所以内髁膝关节置换占 UKA 绝大多数，外髁置换只占 5%～10%。由于内外侧间室解剖及生物力学的不同，内外髁关节置换假体及手术原则并不完全相同，而内侧 UKA 对手术技术的要求较外侧 UKA 更高。早期内侧间室置换术成功率稍高于外侧，但随着新的假体出现及技术的发展，现阶段两者长期结果及翻修率相似。相比于全膝置换术（total knee arthroplasty，TKA）（图 3 - 14），UKA 切口小，创伤小，切除骨质少，保留了交叉韧带、髌股关节、内侧胫股关节及半月板等软骨组织，康复时间短，较好地保留了膝关节运动功能及本体感觉[27]。另外，失败的 UKA 较容易翻修为 TKA，推迟初次 TKA 的时间 10 年以上，避免了初次 TKA 后复杂的翻修手术[28]。但 UKA 对手术技术要求较高，假体位置安放不正确将导致严重的磨损，甚至胫股半脱位。目前，临床上对于 UKA 的远期效果仍存在争议。

（五）高屈曲型膝关节假体

术后关节活动度是评价 TKA 手术（图 3 - 14）的一个重要指标。大多数传统膝关节置换术后患者屈膝程度不超过 110°～120°。高屈曲度假体相对传统假体有更大股骨后髁的面积和屈曲弧，理论上可使膝关节置换术后达到较大的关节活动度，并且在屈曲 120°～150°范围内假体依然保持面 - 面接触，减少了膝关节极度屈曲时的假体磨损[29]。但是，术后关节活动度不仅仅取决于假体本身，也与患者性别、BMI、病因、膝关节既往手术史、术前屈曲程度、伸膝装置的有效性、髌股关节的情况、术中假体位置的安放、屈伸间隙、骨赘去除情况、术者的手术技巧以及术后康复等密切相关，所以假体的设计不是决定术后膝关节屈曲程度的唯一因素。目前，大多数研究发现高屈曲假体未能提供较高的术后关节屈曲度，与传统的膝关节置换效果相似，但是，其在某些患者群体中疗效良好，提示对于高屈曲型 TKA 应严格把握手术的适应证及患者的选择，同时也要求术者有精良的手术技术。

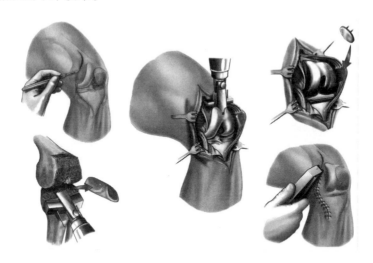

图 3 - 14　全膝置换术

图片来源：http://mms0. baidu. com/it/u = 1223050952，496915941&fm = 253&app = 120&f = JPEG&fmt = auto&q = 75?w = 762&h = 500

（六）膝关节置换术后并发症

虽然人工关节置换术成功率越来越高，但是仍有许多问题存在，比如因为骨溶解导致的无菌性松动，尤其对于活动量较多的年轻患者更为明显。目前，下肢深静脉血栓和肺栓塞、伤口愈合不良、假体周围感染、假体周围骨折、关节僵硬、无菌性松动等是膝关节置换术后的常见并发症。虽然随着材料学的发展及术者手术技术的不断提高，初次膝关节置换失败率在不断降低，但随着关节置换总体数量的不断增长，关节翻修术的绝对数量也在增加。与初次置换相比较，关节翻修术手术难度大、持续时间长、出血量大、感染风险高、对术者手术技术要求更高，而且翻修术的效果都比初次置换术差。目前，膝关节假体置换失败翻修的原因主要为假体周围骨溶解、假体松动、感染、假体周围骨折等。在我国，感染仍然是导致 TKA 后失败翻修的最主要原因。

（七）临床展望

自膝关节置换术应用于临床以来，成为公认的保守治疗无效的膝关节类疾病患者的最佳治疗措施。人工膝关节置换术经过几十年的不断发展，在材料选择、假体设计、手术技术等方面均取得了长足的进步和发展。随着人们对生活质量要求的不断提高以及科学技术的不断发展，个体化定制假体将成为未来的发展趋势，同时，不断提高假体的使用寿命和术后疗效、减轻手术创伤和提高手术精确度，将是今后努力的方向。

第二节　膝骨性关节炎的中医治疗

一、中医辨证论治

（一）中医病名

膝骨性关节炎发作属中医"痹证"范畴，后期肢体萎废不用，属中医"痿证"范畴。该病临床表现与中医古文献中"骨痹""骨痛""肢节痛""历节病""白虎历节风""鹤膝风""膝肿痛"等描述相似。《素问·痹论》曰："风寒湿三气杂至，合而为痹也……以冬遇此者为骨痹……骨痹不已，复感于邪，内舍于肾……痹在于骨则重。"《素问·长刺节论》曰："病在骨，骨重不可举，骨髓酸痛，寒气至，名曰骨痹。"《灵枢·百病始生》曰："六经不通四肢，则肢节痛，腰脊乃强。"《金匮要略》记载"中风历节病"的病理为"筋伤""骨痿"，临床主要表现为"历节疼，不可屈伸"，近似于膝骨性关节炎的病理和临床特点。《外台秘要·第三章》所载的"白虎病"的骨节疼痛具有"昼静而夜发，发即彻髓酸痛，乍歇，其病如虎之啮"的特点，类似于膝关节骨关节病的关节疼痛。《证治准绳》记载的"上下腿细，唯膝为大，形如鹤膝"的"鹤膝风"与膝骨性关节炎后期膝部肿大，股胫部肌肉萎缩的特点颇为相似。1997年中华人民共和国国家标准《中医临床诊疗术语·疾病部分》，定义"因劳损或年高，膝失精血充养，经气不利所致，膝部长期固定疼痛，活动时关节内有声响"等为主要表现的肢体痹病类疾病为"膝痹"。

（二）病因病机

虽然历代医家对膝骨性关节炎的病因病机认识各不相同，但总体属本虚标实。《灵枢·百病始生》云："风雨寒热不得虚，邪不能独伤人，猝然逢疾风暴雨而不病者，盖无虚，故邪不能独伤人。此必因虚邪之风，与其身形，两虚相得，乃客其形。"《张氏医通》曰："膝为筋之府，膝痛无有不因肝肾虚者，虚者风寒湿气袭之。"《临证指南医案·痹》记载："风寒湿三气合而为痹，然经年累月，外邪留著，气血皆伤，其化为败瘀凝痰，混处经络，盖有诸矣。倘失其治，多年气衰，延至废弃沉病。"认为风、寒、湿三邪侵入病久则邪留经络，痰瘀互结，发为此病。《医林改错》中提出"痹有瘀血"的观点，认为瘀血是致痹的原因。

石印玉等认为该病是本痿标痹之证，临床表现为痹痿并存、先痹后痿。贺宪等认为该病以肝脾肾亏虚为本，气滞血瘀痰凝、风寒湿邪侵袭、痹阻经络为标。刘小静等认为该病的主要内因是气血亏虚、营卫不和、肝肾亏虚，主要病机是经络气血瘀滞、痰瘀互结。丁琼浩等通过文献研究认为该病的病机侧重点在"虚""邪""痰""瘀"。施杞认为肝肾不足是膝骨性关节炎内在致病的关键因素，日久又会出现脾阳、脾气不足，气滞津停，痰湿内生，瘀血内留，痰湿瘀血留滞于筋骨关节，导致关节变形；或因筋脉失养后复感外邪或在外力的作用下而发病。

笔者认为，该病的发生是在人体肝脾肾虚损、气血亏虚的基础上，或外感六淫，或跌扑损伤，或内伤劳损，导致局部气滞血瘀、痰瘀互结、经脉痹阻而发病。

（三）辨证分型

辨证论治是中医治疗膝骨性关节炎的特色，临床上以辨证分型为主，此外，还有分期辨证、经筋辨证等。目前，临床膝骨性关节炎的辨证分型并不统一，《中医病证诊断疗效标准》将其分为肾虚髓亏证、阳虚寒凝证、瘀血阻滞证。国家中医药管理局"十一五"重点专科协作组《膝痹病（膝关节骨性关节炎）诊疗方案》将膝痹分为风寒湿痹证、风湿热痹证、瘀血闭阻证、肝肾亏虚证。《中药新药临床研究指导原则》将膝骨性关节炎的证型分为3种：肝肾不足、筋脉瘀滞证；脾肾两虚、湿注骨节证；肝肾亏虚、痰瘀交阻证。国家中医药管理局医政司在2010年制定的《22个专业95个病种中医诊疗方案》中将骨痹分为风寒湿证、湿热蕴结证、痰浊血瘀证、肝肾亏虚证四大基本证型。

郭跃等运用聚类分析对217例膝骨性关节炎患者的临床证候进行分析，发现分三类为最佳，包括脾肾阳虚证、肝肾亏虚证、血瘀气滞证。向珍蝉等运用流行病学的方法对 442 例膝骨性关节炎患者的中医证型分布进行分析，证型出现频率高低依次为寒湿阻滞证、肾阳虚证、肾气虚证、肾阴虚证、瘀阻脉络证、肝阴虚证。这些证型通过聚类分析可分为肾阳虚、寒湿阻滞证 210 例（占 75.5%），肾虚、肝阴虚、虚寒湿瘀滞证 153 例（占 34.6%），五脏虚、寒湿痰瘀气滞证 79 例（17.9%），认为肾阳虚、寒湿阻滞证是膝骨性关节炎基本的中医证型。高玉花对 144 例女性膝骨性关节炎患者的临床资料进行回顾性研究，将研究对象以绝经期为节点分为围绝经期前、围绝经期、围绝经期后患者，同时，对资料中出现的证候进行聚类分析，可分为脾肾阳虚证、肝肾亏虚证、寒湿痹阻证、瘀血痹阻证四类。其中，围绝经期前女性患者以寒湿痹阻证为主（占 63.6%），围绝经期以肝肾亏虚证为主（占 36.4%），围绝经期后以瘀血痹阻证为主（占 46.1%）。何丽清等对 586 例年龄在 50 ～ 74 岁的女性膝骨性关节炎患者进行前瞻性研究，分析中医体质与中医证型的关系，发现对于 50 ～ 74 岁的女性膝骨性关节炎患者风寒湿痹证与阳虚质、气虚质、平和质显著相关；肾气亏虚证与阴虚质、气虚质、平和质显著相关；痰瘀互阻证与阳虚质、痰湿质、气虚质、血瘀质显著相关。

笔者在国家中医老年病重点专科建设中将膝痹病（膝关节骨关节病）列为优势病种开展临床治疗研究，经专家组不断观察梳理总结，最终将其辨证分型列为气滞血瘀证、寒湿痹阻证、湿热痹阻证、肝肾亏虚证四类，并在临床应用中取得很好效验。

（四）辨证论治

参照国家中医药管理局颁布的《膝痹病（膝关节骨关节病）中医诊疗方案》（2017 年版）。

1. 气滞血瘀证

证候：关节疼痛如刺，休息后痛反甚。舌质紫暗，或有瘀斑，脉沉涩。

治法：行气活血。

推荐方药：血府逐瘀汤加减。药用当归、生地黄、桃仁、红花、枳壳、川芎、牛膝等，或具有同类功效的中成药。

中药熏洗技术：选用行气活血的中药或随症加减，将上述中药放入非金属的锅内加入水 3 L 进行煎煮，等到水沸腾后，再用文火煮 20 min，最后取所获得的汁液。当药汁温度在 75 ～ 85 ℃时，用此对膝关节后部进行熏蒸，当药液温度降到 45 ℃左右时，再用此来外洗膝关节。

2. **寒湿痹阻证**

证候：肢体关节酸楚疼痛、痛处固定，有如刀割或有明显重着感或患处表现肿胀感，关节活动欠灵活，畏风寒，得热则舒。舌质淡，苔白腻，脉紧或濡。

治法：散寒除湿。

推荐方药：蜀痹汤加减。药用附子、当归、黄芪、炙甘草、肉桂、羌活、防风等，或具有同类功效的中成药。

中药熏洗技术：选用散寒除湿中药或随症加减，方法同前。

3. **湿热痹阻证**

证候：起病较急，病变关节红肿、灼热、疼痛，甚至痛不可触，得冷则舒；可伴有全身发热，或皮肤红斑、硬结，多兼有发热，口渴，烦闷不安。舌质红，苔黄腻或黄燥，脉滑数。

治法：清热除湿。

推荐方药：四妙散加减。药用苍术、黄柏、川牛膝、薏苡仁、连翘、忍冬藤、防己、木瓜、苦参、秦艽、生地黄等，或具有同类功效的中成药。

中药熏洗技术：选用清热除湿中药或随症加减，方法同前。

4. **肝肾亏虚证**

证候：膝关节隐隐作痛，腰膝酸软无力，酸困疼痛，遇劳更甚。舌质红、少苔，脉沉细无力。

治法：滋补肝肾。

推荐方药：左归丸加减。枸杞子、龟甲胶、鹿角胶、牛膝、山药、山茱萸、熟地黄、菟丝子等，或具有同类功效的中成药。

中药熏洗技术：选用滋补肝肾中药或随症加减，方法同前。

5. **气血虚弱证**

证候：关节酸痛不适，少寐多梦，自汗盗汗，头晕目眩，心悸气短，面色少华。舌淡，苔薄白，脉细弱。

治法：补气养血。

推荐方药：八珍汤加减。药用党参、当归、茯苓、白术、川芎、白芍、熟地黄、甘草等，或具有同类功效的中成药。

中药熏洗技术：选用补气养血中药或随症加减，方法同前。

二、其他中医疗法

（一）敷药

1. 三色敷药（《中医伤科学讲义》）

组成：黄荆子（去衣炒黑）、紫荆皮（炒黑）、全当归、木瓜、丹参、羌活、赤芍、白芷、片姜黄、独活、甘草、秦艽、天花粉、怀牛膝、川芎、连翘、威灵仙、木防己、防风、马钱子。

功效：消肿止痛，祛风湿，利关节。

适应证：风寒湿痹型膝骨性关节炎。

制用法：共为细末，蜂蜜或饴糖调拌如厚糊状，敷于患处。

2. 消瘀止痛膏（王子平经验方）

组成：木瓜、栀子、大黄、蒲公英、土鳖虫、乳香、没药。

功效：活血祛瘀，消肿止痛。

适应证：膝骨性关节炎初期肿胀疼痛剧烈者。

制用法：共为细末，饴糖或凡士林调敷患处。

3. 三黄膏

组成：黄柏、黄芩、黄连、栀子等。

功效：清热解毒，消肿止痛。

适应证：膝骨性关节炎初期红肿热痛者。

制用法：共为细末，饴糖或凡士林调敷患处。

4. 儿茶膏

组成：儿茶、黄连、炒硼砂、赤石脂、制炉甘石、冰片、凡士林。

功效：清热消肿，凉血敛疮。

适应证：膝骨性关节炎局部红肿者。

制用法：共为细末，饴糖或凡士林调敷患处。

5. 金黄膏

组成：天花粉、大黄、片姜黄、黄柏、白芷、厚朴、苍术、陈皮、甘草、天南星。

功效：清热解毒，散结消肿止痛。

适应证：膝骨性关节炎局部红肿热痛者。

制用法：共为细末，饴糖或凡士林调敷患处。

6. 玉露膏

组成：木芙蓉叶。

功效：凉血退肿。

适应证：膝骨性关节炎局部红肿热痛者。

制用法：共为细末，饴糖或凡士林调敷患处。

（二）膏药

劳损风湿膏（石筱山经验方）

组成：生川乌、生草乌、天南星、生半夏、当归、黄金子、紫荆皮、生地黄、苏木、桃仁、桂枝、僵蚕、青皮、甘松、木瓜、山奈、地龙、乳香、没药、羌活、独活、川芎、白芷、苍术、木鳖子、续断、栀子、土鳖虫、骨碎补、赤石脂、红花、牡丹皮、落得打、白芥子、细辛、麻油、黄铅粉等。

功效：活血化瘀，消肿散结，祛风散寒，通络止痛，舒筋健骨，通利关节。

适应证：风寒湿痹型膝骨性关节炎。

制用法：用麻油将药浸泡 7～10 d 后以文火煎熬至色枯，去渣，再将油熬约 2 h，滴水成珠，离火，将黄铅粉徐徐筛入搅匀，成膏收，摊用。

（三）熏洗方

外科洗剂（湛江市第一中医医院经验方）

组成：细辛、广东海风藤、白矾、侧柏叶、伸筋草、透骨草、油松节、防风、路路通、宽筋藤、艾叶、荆芥穗、干姜、苏木、海桐皮、乌梅、威灵仙、桑枝等。

功效：活血舒筋，温经通络。

适应证：膝骨性关节炎所致关节粘连、活动不利等症。

制用法：煎水熏洗，每日 2 次，每次 15～30 min。

（四）热熨药（外伤烫药）

组成：鸡血藤、忍冬藤、络石藤、宽筋藤、石楠藤、丝瓜络、路路通、大黄、桂枝、酒川芎、油松节等。

功效：温通筋脉，祛风通络止痛。

适应证：气滞血瘀型膝骨性关节炎所致的酸痛、肿胀、活动不利等。

制用法：将药装入布袋后放在蒸笼内，蒸热后敷患处。

（五）手法

1. **整膝三步九法**

患者保持仰卧位。

（1）第一步：理筋平衡法。

A. 揉法：治疗者一手扶患肢，另一手拇指逐一揉按血海、内膝眼、外膝眼、阳陵泉、委中、阴陵泉，行回旋揉按，每穴操作6遍。

B. 弹拨法：将患者下肢轻度外旋，治疗者用拇指由下肢内侧三阴经筋自近端至远端弹拨，再将患者下肢轻度内旋，治疗者由外侧三阳经筋自远端向近端行弹拨法操作2遍。

C. 拿法：略微抬高患者小腿，以拿法于小腿后方自足跟部向上拿捏小腿经筋2遍；放低患者小腿，再于大腿前方自髌骨向上拿捏大腿经筋2遍。

（2）第二步：整骨平衡法提膝。

A. 将患侧足部固定于床面，保持患肢屈膝45°，治疗者双手环抱胫骨近端向前牵拉胫骨近端3次。

B. 松膝：治疗者一手扶患者腘窝，另一手握住患者踝关节，用力牵拉患肢踝关节3次。

C. 扳膝：治疗者维持以上两手动作，适度用力将患膝伸屈各3次，再次屈膝45°，适度用力将患者膝关节内外翻各3次。以上动作以不引起患者关节剧烈疼痛为度。

（3）第三步：通络平衡法。

A. 松膝：治疗者将患侧膝部快速屈膝屈髋3次，一手固定患者股骨髁，另一手将胫骨平台向前推拉3次。

B. 抖法：保持前一体位，握持患者踝关节，以腘窝处的手进行快速松抖动作3 s。

C. 捏耳：治疗者用食指远端指间关节及拇指指尖捻压对耳轮下脚上缘同水平的对耳轮上脚起始部。按压并揉捏30 s，以患者感觉疼痛但能忍受为度。捏耳同时应让患者配合行主动伸屈膝动作。

2. **一指禅**

（1）患者取仰卧位，从大腿中部起始，降而至小腿中部用擦法。然后，用推法施于膝部周围之膝眼、阴陵泉、阳陵泉、鹤顶，再按足三里，最后以搓揉膝部结束。此为第法。在进行手法的同时，配合膝关节屈伸及外展、内收等辅助活动。

（2）患者取俯卧位，从臀后面起始，降而至小腿中部用接法，以腘窝周围作为重点治疗部位，在进行手法的同时，配合小腿向臀部屈曲的辅助活动。

（3）患者取仰卧位，重复第一法，拿委中、承山，摇膝关节结束。

3. 整膝五步法

（1）理筋法。①患者取俯卧位，下肢伸直放松，治疗者以拿法、擦法分别施于大腿及小腿后侧约 2 min；以一指禅推法施于腘窝部约 2 min。②患者取仰卧位，治疗者一手持小腿远端，另一手施拿法于腘窝及小腿内外侧约 2 min，放松肌肉。

（2）推髌法。患者取仰卧位，下肢呈半屈位，治疗者一手扶持患膝下部，另一手拇指、食指分别按住髌骨上、下缘纵向推髌骨 20 次；然后用拇指及其余 4 指分别把住髌骨内、外缘横向推髌骨 20 次。

（3）揉膝法。患者取仰卧位，下肢伸直放松。治疗者施拿法于大腿及小腿前内外侧约 2 min；然后用揉法施于膝关节及髌骨周围、内外侧副韧带、股四头肌腱处约 3 min，指力应循轻到重，以使局部皮肤微微发热为宜。

（4）拔伸法。治疗者双手握持小腿远端拔伸并持续 3 s，力量以有膝关节牵开感为度，同时配合摇抖法松解患膝，反复 3 次。

（5）屈伸法。治疗者屈伸膝关节至极限位（以患者能忍受为度），屈膝时配合膝关节内旋、外旋被动活动，伸膝时配合下肢纵向牵拉，反复3 次。

4. 石氏伤科手法

（1）患者先取俯卧位，下肢伸直放松，踝关节下垫低枕，治疗者以拿法或擦法施于大腿后侧（腘绳肌）、小腿后侧约 2 min，推法、揉法或一指禅推法施于腘窝部 2 min；患者取仰卧位，下肢伸直放松，膝关节下垫低枕，治疗者先以擦法施于患肢阔筋膜张肌、股四头肌、内收肌群约3 min，然后用摩法、揉法或一指禅推法施于内外膝眼、阿是穴，每穴约40 s。

（2）移去垫枕，推髌骨，向上、下、内、外各方向推动髌骨，先轻柔地推动数次，再将髌骨推至极限位，维持 2～3 s，反复 3 次。

（3）治疗者双手握持小腿远端，拔伸并持续 2 s，力量以有膝关节牵开感为度，反复 5 次，然后以同法作持续牵引约 30 s。

（4）被动屈伸，收展髋关节，至极限位（以患者能忍受为度），反复 3 次；被动屈伸膝关节，至极限位（以患者能忍受为度），反复 3 次。患者每周接受治疗 2 次，疗程不少于 4 周。

5. 简易自我拿膝法

嘱患者取坐位，将患侧下肢伸直，自然放松下肢，同侧拇指与对应 4 指以拿法自大腿根部向远端提拿股四头肌直至双侧膝眼部位，如此反复多次，直至按摩部位温热。若按摩部位有明显压痛点，可于压痛部位行提拿手法，配合定点揉按手法。

（六）针灸治疗

1. 急性期

（1）体针疗法。

主穴：内膝眼、外膝眼、鹤顶、阿是穴、梁丘、血海、尺泽。

操作：内外膝眼相互透刺，鹤顶采用向近端平刺，余穴皆直刺。尺泽为经验穴，应用时选取患膝对侧尺泽并寻找其周围压痛点或筋结明显处针刺。每次选 4 ~ 5 穴，针刺用泻法，得气后，采用疏密波电针。每日 1 次，10 次为 1 个疗程。

（2）耳压疗法。

耳穴：神门、膝、屏尖。

操作：采用手法进行按压，即以耳穴痛点为基点，按同时加揉。每次治疗时持续按揉 15 s，休息 5 s，重复 3 次。治疗后用王不留行或磁石耳贴贴于相应穴位上做按压治疗，并嘱咐患者 1 天按压 3 次（早、中、晚），每穴每次按压 1 min，耳贴可待其自然脱落后再补上。

2. 亚急性期。

（1）体针疗法。

主穴：内膝眼、外膝眼、鹤顶、梁丘、足三里、阴陵泉、太溪。

操作：内外膝眼相互透刺，余穴皆直刺。内膝眼、外膝眼、鹤顶 3 穴用平补平泻手法，梁丘、足三里、阴陵泉、太溪用补法。每次选 4 ~ 5 穴，进针得气后，可于内外膝眼、鹤顶、足三里、太溪处放置艾灶一段做温针灸法。每次灸 3 壮，可无须加纸垫板以增加疗效，但须密切观察以防烫伤。每日 1 次，10 次为 1 个疗程。

（2）耳压疗法。

耳穴：膝、皮质下、脾、肾。

操作：同急性期耳穴操作。

3. 慢性期

（1）体针疗法。

主穴：内膝眼、外膝眼、鹤顶、血海、足三里、阳陵泉。

操作：内外膝眼相互透刺，余穴皆直刺。阳虚寒凝证针刺用补法，进针得气后，于内外膝眼、血海、足三里、膝阳关、关元处行温针灸。操作方法同亚急性期。阴虚湿热证则行平补平泻法。

（2）耳压疗法。

耳穴：膝、肝、脾、肾。

操作：同急性期耳穴操作。

4. 缓解间隙期

采用耳压疗法。

耳穴：膝、肝、脾、肾。

操作：同急性期耳穴操作。

（七）针刀治疗

针刀治疗理论认为膝骨性关节炎根本原因在于膝关节周围软组织的慢性劳损，导致膝关节动态平衡失调，使附着于胫股关节和髌股关节的韧带、肌肉、肌腱及局部脂肪垫、筋膜之间产生粘连、瘢痕和挛缩，从而破坏了膝关节内部的力学平衡，使正常负重力线发生变化，关节软骨面有效负重面积减少，单位面积内的骨小梁压力增高，引起骨质增生和微小骨折，进而引起骨质塌陷。当这种平衡失调超过人体自我修复能力时，即可引发临床表现。

1. 亚急性期

（1）膝关节前侧韧带松解。

患者取仰卧位，膝关节屈曲90°，一般在髌上囊、侧副韧带、髌内外侧支持带、髌下滑囊等表浅部位，取局部阳性反应点，与韧带走行方向一致进针，在各阳性反应点松解治疗。

（2）膝关节后侧松解。

患者取俯卧位，暴露腘窝，在腘横纹两端、腘肌、腘斜韧带的阳性反应点或肌紧张处定点。常规皮肤消毒后，选用直径0.6 mm针刀，使针刀垂直于皮肤，缓慢进针刀达关节囊或软组织病变处。调转刀锋90°，刀口线与关节面平行，切开关节囊，以松为度。出针刀，以消毒棉球压迫 2 ～ 3 min，以防止出血。最后敷医用敷贴。

2. 慢性期

患者取仰卧位，在髌上囊、髌骨两侧、髌骨下极定点。常规皮肤消毒后：

（1）沿髌骨左右两侧缘中点垂直进针刀，穿过皮肤后，进行切开剥离。然后倾斜针体，将筋膜和侧副韧带剥离。

（2）在髌骨上缘正中选一点，垂直进针刀，达骨面后将针体倾斜，和股骨干呈 50° 进行切开剥离，将髌骨上缘下面的粘连处全部松开，然后将针刀向相反方向倾斜，和髌骨面呈 40°，刺入髌上囊下面，进行广泛的通透剥离。

（3）针刀垂直刺入达髌韧带下，倾斜针体，和髌韧带平面约呈 15°，将髌韧带和髌下脂肪垫疏剥开来。将针体向相反方向倾斜，将另一侧髌韧带和脂肪垫疏剥开来。

（4）在髌骨下 1/3 处的两侧边缘各取点，垂直进针刀达骨面，将针体向髌骨外倾斜，将翼状皱壁松解。

（八）辨证施护

1. 气滞血瘀证

患者卧床休息，不宜下地行走，患肢用软枕抬高，协助做好生活护理。观察膝关节肿胀、疼痛的变化。膝部予艾炙、热敷或推拿疗法，以达到活血通络止痛的目的。饮食宜用活血通络、温经壮阳之品，如参芪当归粥、乌鸡熟地汤。中药汤剂宜温服。

2. 寒湿痹阻证

患者卧床休息，患侧膝关节制动，用软枕抬高，做好生活护理。注意保暖，尤其阴雨天气，戴护膝保护关节，病房温湿度适宜。观察膝关节肿胀、疼痛的变化。行膝关节穿刺抽液后，要加压包扎，减少患肢活动。予祛风散寒的中药外洗患处，加强热疗、热敷。饮食宜用祛风胜湿、温经通络之品，如姜蒜辣椒面条、防风葱白粥或牛膝独活煲猪胰等，趁热食用，以汗出为度。中药汤剂宜温服。

3. 湿热痹阻证

患者卧床休息，患侧膝关节制动，用软枕抬高，做好生活护理。观察膝关节肿胀、疼痛的变化。予祛风除湿清热的中药外洗或外敷患处。饮食宜用祛风胜湿、清热之品，忌食生冷、辛辣、油腻之品。中药汤剂宜温服。

4. 肝肾亏虚证

患者卧床休息，做好病情观察及安全防护措施，防止患者跌倒损伤。病房保持安静、舒适，避免噪声，保证患者得到充足的休息。关节、腰部酸痛按医嘱予理疗，如干扰电疗、频谱照射以缓解疼痛。头晕、耳鸣明显时，绝对卧床休息，保持情绪稳定，对症处理。饮食宜用补益气血、益肝肾之品，可用熟地黄、当归、黄芪煲鸡汤，杜仲、牛膝煲猪脚筋，桃仁煮粥，等等。中药汤剂宜温服。

第三节 膝骨性关节炎的中西医结合诊疗方案和临床路径

一、诊断

（一）疾病诊断

参照中华医学会骨科学分会《骨关节炎诊治指南》（2007 年版）。

1. 临床表现

膝关节的疼痛及压痛、关节僵硬、关节肿大、骨摩擦音（感）、关节无力、活动障碍。

2. 影像学检查

X 线检查：骨关节炎的 X 线特点表现为非对称性关节间隙变窄，软骨下骨硬化和囊性变，关节边缘骨质增生和骨赘形成，关节内游离体，关节变形及半脱位。

3. 实验室检查

血常规、蛋白电泳、免疫复合物及血清补体等指征一般在正常范围。伴有滑膜炎者可见 C 反应蛋白（CRP）及血沉（ESR）轻度升高，类风湿因子及抗核抗体阴性。

4. 具体诊断标准

（1）近 1 个月内反复膝关节疼痛。

（2）X 线片（站立或负重位）示关节间隙变窄、软骨下骨硬化和（或）囊性变、关节边缘骨赘形成。

（3）关节液（至少 2 次）清亮、黏稠，WBC < 2000 个/毫升。

（4）中老年患者（≥40 岁）。

（5）晨僵时间≤3 min。

（6）活动时有骨擦音（感）。

综合临床、实验室及 X 线检查，符合（1）（2）条或（1）（3）（5）（6）条或（1）（4）（5）（6）条，可诊断膝关节骨性关节炎。

（二）疾病分期

结合临床与放射学，膝关节骨性关节炎可分为以下三期：

早期：症状与体征表现为膝关节疼痛，多见于内侧，上下楼或站起时犹重，无明显畸形，关节间隙及周围有压痛，髌骨研磨试验（＋），关节活动受影响；X 线表现 0～Ⅰ级。

中期：疼痛较重，可合并肿胀，内翻畸形，有屈膝畸形及活动受限，有压痛，髌骨研磨试验（＋），关节不稳；X 线表现Ⅱ～Ⅲ级。

晚期：疼痛严重，行走需支具或不能行走，内翻及屈膝畸形明显，有压痛，髌骨研磨试验（＋），关节活动度明显缩小，关节严重不稳；X 线表现Ⅳ级。

（三）证候诊断

1. 风寒湿痹证

肢体关节酸楚疼痛、痛处固定，有如刀割或有明显重着感或患处表现肿胀感，关节活动欠灵活，畏风寒，得热则舒。舌质淡，苔白腻，脉紧或濡。

2. 风湿热痹证

起病较急，病变关节红肿、灼热、疼痛，甚至痛不可触，得冷则舒，可伴有全身发热，或皮肤红斑、硬结。舌质红，苔黄，脉滑数。

3. 瘀血闭阻证

肢体关节刺痛，痛处固定，局部有僵硬感，或麻木不仁，舌质紫暗，苔白而干涩。

4. 肝肾亏虚证

膝关节隐隐作痛，腰膝酸软无力，酸困疼痛，遇劳更甚，舌质红、少苔，脉沉细无力。

二、治疗方案

（一）辨证选择口服中药汤剂

1. 风寒湿痹证

治法：祛风散寒，除湿止痛。

推荐方药：防己黄芪汤合防风汤加减。防风、防己、黄芪、羌活、独活、桂枝、秦艽、当归、川芎、木香、乳香、甘草。

2. 风湿热痹证

治法：清热疏风，除湿止痛。

推荐方药：大秦艽汤加减。秦艽、当归、甘草、羌活、防风、白芷、熟地黄、茯苓、石膏、川芎、白芍、独活、黄芩、生地黄、白术、细辛等。

3. 瘀血闭阻证

治法：活血化瘀，舒筋止痛。

推荐方药：身痛逐瘀汤加减。桃仁、红花、当归、五灵脂、地龙、川芎、没药、香附、羌活、秦艽、牛膝、甘草。

4. 肝肾亏虚证

治法：滋补肝肾，强壮筋骨。

推荐方药：熟地黄、仙灵脾、骨碎补、土茯苓、川牛膝、炒莱菔子、秦艽、白芍、鸡血藤、鹿含草、全蝎粉（冲）、蜈蚣粉（冲）、地鳖虫粉（冲）。

（二）手法治疗

1. 一般操作

（1）体位：患者先取俯卧位，下肢伸直放松，踝关节下垫低枕。治疗者以拿法或滚法施于大腿后侧（腘绳肌）、小腿后侧约 2 min。

（2）推、揉或一指禅推腘窝部 2 min。

（3）体位：患者仰卧，下肢伸直放松，膝关节下垫低枕。先以滚法施于患肢阔筋膜张肌、股四头肌、内收肌群约 3 min。

（4）然后摩、揉或一指禅推法施于内外膝眼、阿是穴，每穴操作约40 s。

（5）体位：患者仰卧，下肢伸直放松，移去垫枕。向上、下、内、外各方向推动髌骨，先轻柔地推动数次，再将髌骨推至极限位，维持2～3 s，反复3次。

（6）膝关节拔伸牵引：治疗者双手握持小腿远端拔伸并持续2 s，力量以有膝关节牵开感为度，反复5次；然后，以同法做持续牵引约30 s（如有助手，可由助手固定大腿远端，再行上述操作）。

（7）被动屈伸，收展髋关节，至极限位（以患者能忍受为度），反复3次；被动屈伸膝关节，至极限位（以患者能忍受为度），反复3次。

实施方案：手法有滚法、点、揉、一指禅推法、拔伸、牵引等。其中（1）（2）（3）（4）（5）（6）为基本手法，关节活动受限者加手法（7），有明显关节肿胀疼痛者去手法（5），并降低手法强度。

实施手法前可用按摩油剂或膏涂抹患处，增加消肿止痛的作用。

手法力量：手法力量要求均匀柔和，以患者舒适、能耐受为度。

每次治疗约20 min，每周2次，3周为1个疗程。

2．按分期操作

（1）早期。

重点施以夹胫推肘牵膝法和膏摩疗法，操作时间延长。

第一步：患者俯卧位，治疗者用滚法施于大腿及小腿后侧、内侧，主要循足太阳膀胱经、足太阴脾经，来回往返数次。轻柔手法点按承山、委中、委阳、承扶、三阴交、殷门、阴谷等穴位3～5 min，以感到酸胀为度，以放松半膜肌、半腱肌、股二头肌、腘肌、腓肠肌、比目鱼肌为主。

第二步：治疗者一手扶患者踝部，一手置于腘窝处，伸屈膝关节5～10次。

第三步：患者仰卧位，治疗者用滚法施于大腿前侧、外侧和内侧及髌周、韧带，循足少阳胆经、足阳明胃经、足厥阴肝经、足少阴肾经，来回往返数次。点按内外膝眼、鹤顶、犊鼻、阴陵泉、阳陵泉、血海、膝阳关、伏兔、阴市、梁丘、丰隆等穴位3～5 min，以感到酸胀为度，以放松股四头肌、髂胫束、内收肌、髌韧带和内、外侧副韧带为主。

第四步：寒湿痹者，加风市、肾俞、关元温补阳气，驱寒外出，阴陵泉、足三里健脾除湿；风湿热痹者，加膈俞、血海活血祛风，大椎、曲池清泻热毒；肝肾亏虚者加按足三里、太溪、肝俞、肾俞以滋养肝肾，巩固肾气。

第五步：膏摩疗法。涂抹少许介质于膝关节表面，施以擦法、摩法、平推法和按揉法，对肿胀处、压痛点及相应穴位进行膏摩治疗。每次5～10 min，每天2～3次。

第六步：夹胫推肘牵膝法。操作方法同上，手法力度加强，每次牵膝10下。此外，可根据患者膝关节疼痛点的不同，做膝关节内外翻动作，以增加膝关节内外间隙。

第七步：双手搓揉膝关节，以透热为度。

第八步：用拍法、扣击法施于膝关节。

以上手法每日1次，10次为1个疗程。

（2）中期。

第一步：患者取俯卧位，治疗者用滚法施于大腿及小腿后侧、内侧，主要循足太阳膀胱经、足太阴脾经，来回往返数次。大拇指循经点按，着重点按殷门、委中、委阳、承山等穴，以感到酸胀为度。

第二步：患者取仰卧位，治疗者用滚法施于大腿前侧、外侧和内侧及髌周、韧带，循足少阳胆经、足阳明胃经、足厥阴肝经、足少阴肾经，来回往返数次。大拇指循经点按内外膝眼、鹤顶、犊鼻、阴陵泉、阳陵泉、血海、膝阳关、伏兔、阴市、梁丘、丰隆等穴位3～5 min，以感到酸胀为度。

第三步：肝肾亏虚者，点按伏兔、阳陵泉、阴陵泉、梁丘、足三里、双膝眼、太溪、太冲、涌泉等穴，以感到酸胀为度。

第四步：膏摩疗法。涂抹少许介质于膝关节表面，施以擦法、摩法、平推法和按揉法，对肿胀处、压痛点及相应穴位进行膏摩治疗。每次5～10 min，每天2～3次。

第五步：夹胫推肘牵膝法，操作方法同上，力度加大，同时做屈伸运动。每次牵膝20～30次。此外，可根据患者膝关节疼痛点的不同，做膝关节内外翻动作，以增加膝关节内外间隙。

第六步：双手搓揉膝关节，以透热为度。

以上手法每日1次，10次为1个疗程。

（3）晚期。

手法宜柔和、深透，以软组织手法结合远道取穴为主，操作时间不宜太长，适当制动，被动活动幅度宜小。

第一步：患者取俯卧位，治疗者用滚法施于大腿及小腿后侧、内侧，主要循足太阳膀胱经、足太阴脾经，来回往返数次。在承山、承扶、三阴交、殷门穴施以振法，每穴 1 min，轻手法点按太溪、大钟等穴位 1～2 min，以患者耐受为度。以放松半膜肌、半腱肌、股二头肌、腘肌、腓肠肌、比目鱼肌为主要目的。

第二步：患者取仰卧位，治疗者用滚法施于大腿前侧、外侧及髌周、韧带，循足少阳胆经、足阳明胃经、足厥阴肝经、足少阴肾经，来回往返数次。点按膝阳关、光明、悬钟、伏兔、阴市、梁丘、丰隆、解溪、太冲、行间等穴位 1～2 min，以患者耐受为度。以放松股四头肌、髂胫束、内收肌、髌韧带和内、外侧副韧带为主要目的。

第三步：寒湿痹者，可加风市、肾俞、关元温补阳气、驱寒外出，阴陵泉、足三里健脾除湿；湿热痹者，加膈俞、血海活血祛风，大椎、曲池清泻热毒；气滞血瘀者，加气海、三阴交、血海通行气血。

第四步：膏摩疗法。选用自制筋舒霜涂抹少许介质于膝关节表面，施以擦法、摩法、平推法和按揉法，对肿胀处、压痛点及相应穴位进行膏摩治疗。每次 3～5 min，每天 2～3 次。

第五步：夹胫推肘牵膝法。患者取仰卧位，患膝屈膝 12°～15°，治疗者左手手掌置于患膝关节上方，右腋夹持患者小腿，右手自患者膝关节下方穿过，置于左手肘部。右手推动左手肘部，带动膝关节向前运动，右腋部夹持患者小腿往后做相对运动，形成牵伸动作。此外，可根据患者膝关节疼痛点的不同，做膝关节内外翻动作，以增加膝关节内外间隙。该期牵膝手法要轻柔，每次治疗牵膝 3 次。

以上手法每日 1 次，10 次为 1 个疗程。

（三）针灸治疗

（1）体位：坐位或仰卧位，膝关节屈曲呈 90°。

（2）取穴。

局部取穴：阳陵泉、阴陵泉、足三里、犊鼻、膝眼。

远道取穴：昆仑、悬钟、三阴交、太溪。

（3）方法：进针前穴位皮肤用碘酒消毒，再用 75% 乙醇脱碘消毒；采用指切或夹持进针法，垂直于皮肤进针，针刺深度按部位不同在 10～25 mm 范围，捻转得气（局部酸、胀、重、麻感）后留针，留针 20 min

后起针，起针后以消毒棉球轻压针孔约 3 min。每次 20 min，每周治疗2 次。

（4）注意事项：明显关节肿胀者只以远道取穴方式治疗。

雷火灸、电针、穴位注射等特色针灸疗法亦可选择使用。

（四）针刀治疗

分析病情，寻找高应力点、神经卡压点及引起功能障碍畸形的原因；选择不同治疗点，进行松解与解锁。高应力点主要包括：①韧带（髌前韧带止点，内、外副韧带起止点，髌骨斜束韧带起点）；②滑囊（髌上、下囊，鹅足囊，腘窝囊等）；③关节内（翳状皱襞起点、脂肪垫、髌尖内血管袢）；④神经卡压点（隐神经髌下支、腓总神经腓骨小头部卡压点）。

松解治疗时注意事项：一问（病史）、二查（功能）、三触（痛点及结节条索）、四读（X 线、CT 或 MRI 片）、五定位（疼痛患者定位疼痛神经属性）。

应用针刀松解法治疗时，一般先选择仰卧位治疗膝前部，然后再选择俯卧位治疗膝后部分。

操作方法：患者先仰卧以充分暴露膝关节（膝下垫一软枕），碘附皮肤消毒，根据病情轻重和功能障碍关键点（肌腱、韧带、关节囊）进行松解治疗。

1. **髌前松解**

松解髌前韧带止点（胫骨结节附着处），进行纵向剥离。松解髌下脂肪垫：首先从两侧膝眼处斜向 45°进针，有柔韧感时进行通透剥离；然后将针刀退至髌尖两侧，直达髌下翼状皱襞；最后将刀口线垂直于翼状皱襞内侧切割 1～2 刀。如髌骨上下活动度明显变小，可将针刀改为至髌尖下骨面内侧缘横向松解髌骨滑膜皱襞附着点，横向切割 2～3 刀，使其张力减低。髌骨上、下、左、右活动度均小，可选择髌骨斜束支持带附着点。

若病程过久，髌尖处可形成血管袢（小血管迂曲增生，牵拉髌骨而引起疼痛），可将针刀沿髌尖左右两侧斜束支持带和髌韧带夹角部沿髌尖平行进针，切割已增生变性的血管袢，突破柔韧部分。术后可能有少量出血，需要压迫 1～2 min。当此处增生的小血管神经束被切割破坏后，疼痛可消失。松解股胫关节变窄部位的侧副韧带：去除软枕，膝关节呈伸位，使侧副韧带处于紧张状态。在侧副韧带起止点（位于股骨内外髁外侧缘和胫骨髁内外侧）必要时松解腓侧副韧带起止点，或髂胫束止点

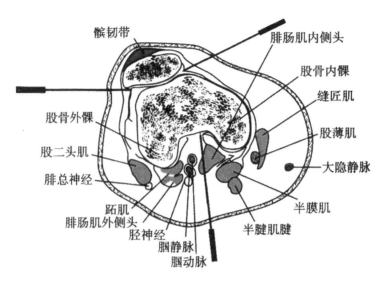

图 3 - 15　髌周和腘窝松解示意

图片来源：http：//mms0. baidu. com/it/u = 1010653908，247752441&fm = 253&app = 138&f = PNG&fmt = auto&q = 75？w = 378&h = 298

（胫骨髁外侧和腓骨小头外侧，注意不要伤及腓总神经）。

2. 膝后松解

松解膝后胫侧的半腱肌、半膜肌、腘肌、腓肠肌止点，腓侧的跖肌、腓肠肌外侧头、股二头肌止点。方法是沿肌纤维方向平行进针，达骨面后剥离2～3次，不要横向切割。

3. 关节囊松解

病变关节囊由于长期处于高应力状态，使囊壁变性、变厚、挛缩、粘连，其外膜与相关肌腱筋膜密切相连，不同程度地增加了关节的拉应力；同时，囊内压处于高张力状态，加上囊内液体增多，协同致炎因子相互作用，引起严重疼痛症状。松解后既减张、减压，同时也解除了相关神经支配区域的卡压。

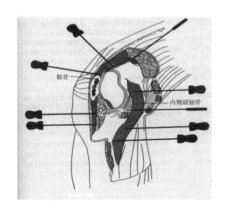
图 3 – 16　膝关节内侧松解示意

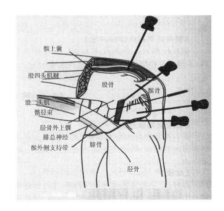
图 3 – 17　膝关节前外侧松解示意

图片来源：http://mms1. baidu. com/it/u = 1373409133 ,2216869007&fm = 253&app = 138&f = PNG&fmt = auto&q = 75?w = 499&h = 223

松解部位：

（1）髌上囊：附于股骨髌面上方浅窝边缘及股四头肌深面。当 KOA 发生时，其可产生大量积液。

（2）髌前皮下囊：位于髌骨前方深层皮下组织内，在髌骨下半和髌韧带上半皮肤之间，股四头肌前方。当 KOA 发生时，膝关节屈曲功能受限，松解联结此囊的周边肌腱筋膜，可增加其活动度。

（3）髌下皮下囊：在胫骨粗隆下半与胫骨之间，功能同髌前皮下囊。

（4）髌下深囊：位于髌韧带深面与胫骨之间，作用与以上两囊相同。

（5）膝外侧滑液囊：包括股二头肌下囊、腓肠肌外侧头腱下囊、腘肌下稳窝囊、腓侧副韧带与腘肌腱之间滑液囊。这些囊壁不同程度地与膝关节副韧带腘肌起点以及外侧半月板相连。当 KOA 发生时，此术可以解决关节屈曲障碍。

（6）膝内侧滑液囊：有鹅足囊、半膜肌囊、腓肠内侧头腱下囊，其中鹅足囊炎常与脂膜炎并存。多见于 50 岁以上偏胖女性。

（7）腘窝囊肿：或称腘窝滑囊炎。在 KOA 发生时较常见，患者自觉膝后发胀，下蹲困难。与关节相通者名为滑膜憩室，不通者叫滑囊炎，好发于腘窝后外侧。开口位置相当于腓肠肌、半膜肌滑液囊的交通口，紧贴腓肠肌内侧头之下。在此松解剥骨有望使液体经开口外泄，减轻肿胀。

以上关节囊的松解法主要采取透通切割法，必要时做十字切开 2 ～ 3

刀，使囊内压减低。液体超过 5 mL 时，可用无菌针管抽出，再将原针头注入 2% 利多卡因 2 mL，加得宝松 5 mg，并用小棉垫加弹力绷带固定 3～5 d（注意固定物以下血循环情况，不要固定太紧，以防深静脉血栓形成）。

如经 2～3 次治疗滑液仍不减少时，可考虑在抽取滑液后，将消痔灵 2～3 mL＋2% 利多卡因 2～3 mL 缓缓注入囊内，外加棉垫加压气垫，使囊壁粘连。

除上述方法外，带刃针疗法、松解疏通术、钩活术疗法等针刀疗法亦可选择使用。

（五）关节腔内治疗

1. 关节腔冲洗

在膝关节髌骨内上、外下或外上、内下穿刺，冲洗液总量 1500～2500 mL，冲洗配方选用制剂（如复方苦参注射液，或威灵仙注射液，或丹参注射液，或臭氧水）30～100 mL，在严格无菌下配置操作。

2. 关节腔内药物注射

（1）适应证：风寒湿痹或风湿热痹。症状为膝关节肿胀明显、关节腔积液，浮髌试验阳性。

（2）方法：抽出关节腔积液，给予复方倍他米松关节腔内注射。如无明显关节腔积液、关节屈伸不利，可予玻璃酸钠关节腔内注射。如膝关节退变明显，可给予关节腔内 PRP 注射治疗。

（六）中药熏洗疗法

将诸药置于盆中，加水 1500～2000 mL 煎沸 20～30 min，将患肢放在盆口上方高于药液 30 cm 左右，并在膝关节处盖上毛巾，熏蒸 10～15 min（注意防止烫伤），待药液温度在 60 ℃ 左右时，将患膝放入盆中浸洗，边洗边按摩膝关节，并做主动伸屈关节运动至药液变凉。每日早、晚各熏洗 1 次，每日 1 剂，10 剂为 1 个疗程。也可借助腿浴治疗器、熏蒸床（坐式）等设备进行治疗。

外洗方：麻黄、桂枝、细辛、制南星、威灵仙、白芷、鹿含草、花椒。

（七）运动疗法

运动治疗：以轻微的肌肉活动为主。当患者关节发炎、肿胀时，为了避免关节挛缩，可以使用主动辅助性运动。由于患者运动时可以控制自己的关节，一般不会引起肌肉痉挛，对关节亦较无伤害。应鼓励患者在白天进行每小时 2 ～ 3 min 的肌肉等长收缩练习，以防止肌萎缩。这种部分辅助运动练习方法可减少发生拉伤的可能，而促进了在被动活动时不能被激发的本体感受反射。治疗师及医生必须仔细观察患者的耐受性，控制活动量。如在运动后疼痛和痉挛时间超过 1 h，就意味着运动过度，在下次治疗时必须减少运动量。

1. 肌力训练

（1）踝关节主动屈伸锻炼（踝泵）：踝关节用力、缓慢、全范围的跖屈、背伸活动，可促进血液循环，消除肿胀。每日 2 次，每次 1 ～ 2 组，每组 20 个。

（2）等长训练：股四头肌等长收缩、腘绳肌等长收缩练习。

等长肌力训练是一种静力性肌肉收缩训练，可以减轻关节周围肌肉的抑制、提高肌力，具有防止肌肉萎缩、消除肿胀、刺激肌肉肌腱本体感受器的作用。训练时不需要关节活动，因此比较适合老年人、关节肌力较弱和关节活动过程中有明显疼痛的患者，不需要特殊仪器，在家中或床上即可进行。如仰卧位的直腿抬高训练，不仅能增强股四头肌的肌力，而且还能增加股二头肌、髋关节内旋及外旋的肌肉力量，增强膝关节的稳定性。①60°等长训练法。患者取仰卧位，将患肢放于脚凳上，屈膝于 20°～ 60°之间做主动等长运动，10 次为 1 组，做 5 ～ 10 min。②直腿抬高训练法（straight leg raising exercise，SLR）。患者取仰卧位，膝关节伸直，踝关节部施加负荷（重锤、沙袋、米袋等均可），嘱患者直腿抬高患肢，使其与床面呈 10°～ 15°（约离开床面 15 cm），并要求保持该肢位 5 s，然后腿放下，让股四头肌充分松弛，然后再按上述要求反复练习。训练开始时，先测出患膝伸直位的最大负荷量，即患肢直腿抬高 10°～ 15°，并能维持 5 s 的最大负荷量，然后取其 1/3 作为日常训练负荷量。每天早晚各练习 1 次，每次 20 回。达不到 20 回的患者，可嘱其在不引起疼痛的前提下尽力而为，逐渐增加，争取每次完成 20 回。

2. 关节活动度训练

仰卧位闭链屈膝锻炼：要求屈膝过程中足跟不离开床面，在床面上活动，称为"闭链"。也可以采用足沿墙壁下滑锻炼来代替；或可以坐在椅子上，健侧足辅助患侧进行屈膝锻炼。每日锻炼 4 次，每次约 1 h。

（八）手术治疗

对于病情较重、具有相应适应证的患者，根据情况可以选择单髁或全膝关节置换等手术治疗。

（九）其他疗法

根据病情需要选择牵引、外敷、矫形鞋垫、中药离子导入、冲击波治疗、痛点注射疗法等。

（十）护理

1. 一般护理

（1）耐心细致地向患者讲述疾病治疗及康复的过程、注意事项，介绍同种疾病不同个体成功的例子，消除患者紧张情绪和顾虑，积极配合治疗和护理。

（2）注意休息，适当进行一些活动，以保持关节的活动功能。疼痛严重者应卧床休息，膝关节制动，用软枕抬高下肢。

（3）膝关节注意保暖，勿受寒冷刺激，戴护膝保暖，保护膝关节。

（4）进行必要的锻炼，如练气功、游泳、散步等，以维持肌力和保持关节活动，但应注意避免过度活动引起损伤。

（5）患者因体位改变，出现剧烈的疼痛和功能障碍，应立即扶患者平躺，协助医生帮助患者松解关节，减轻疼痛。

（6）患者行走不方便，卧床期间要做好生活护理，定时洗头、抹身、修剪指甲、胡须，整理床单等，使患者舒适。

（7）饮食宜清淡易消化，多吃蔬菜、水果，忌生冷食物、发物及煎炸品。

（8）膝关节肿胀较甚，疼痛加重，应警惕关节内积液。及时报告医生在局麻下抽出积液，并常规送检，加压包扎。

2. 日常生活注意事项

（1）减轻关节的负担。

（2）减肥，改变不良的饮食习惯，防止骨质疏松。

（3）避免做引起关节疼痛的动作，如上下楼梯、爬山、长时间行走，可骑自行车运动。

（4）注意关节的保暖，使血液循环正常，防止疼痛，可用药物护膝。

（5）加强肌力，肌力增强能防止关节破坏、关节囊挛缩之后的关节屈伸障碍。

（6）最大限度地伸展和屈曲膝关节。

三、疗效评价

（一）评价标准

（1）临床治愈：膝痛、肿胀完全消失，行走及上下楼梯无不适感。

（2）显效：静息无膝痛、无肿胀，偶有活动时疼痛，行走时无疼痛，不影响工作及生活。

（3）有效：膝痛时发时止，行走时仍有轻度疼痛，上下楼稍感不便，关节活动稍受限。

（4）无效：膝痛、肿胀及活动时疼痛无明显改善。

（二）评价方法

采用国际膝骨性关节炎 WOMAC 量表（v3.1）进行关节指数评分判定（表 3 - 1）。

表 3 - 1　国际膝骨性关节炎 WOMAC 量表

WOMAC 问卷（由患者了解以下说明后自行填写）
患者须知
三个部分的问题将用以下格式提出。您必须在直线上打一个"×"做出回答。
举例：
例 1：如果您把"×"划在直线的左端（如下图所示），即表示您无疼痛感。
最左端为无疼痛感　　最右端为极度疼痛
例 2：如果您把"×"划在直线的右端（如下图所示），即表示您有极度痛感。
最左端为无疼痛感　　最右端为极度疼痛
请注意：
第一，您把"×"越向右划，即表示您感到的疼痛越强烈。
第二，您把"×"越向左划，即表示您感到的疼痛越微弱。
第三，请不要把"×"划在线的两端之外。
请您在这种量度线上标明您在过去 48 小时内感觉到的疼痛程度、僵硬程度，或行动障碍的程度。
当回答调查表上的问题时，请想着您的　膝　（研究关节）。请把您感觉到的、由您的　膝　（研究关节）所患关节炎引起的疼痛、僵硬和身体行动障碍的严重程度表示出来。

续表 3 - 1

您的医生已经选择了您的研究关节，如果您确定不了哪一处才是您的研究关节，请在填写本调查表以前询问清楚。

项目	答题区	分值
疼痛	在直线上打一个"×"做出回答	
（1）在平坦的路上行走	├─────────────┤	
（2）上楼梯或下楼梯	├─────────────┤	
（3）晚上，在床上时，打扰您睡觉的疼痛	├─────────────┤	
（4）坐着或躺着	├─────────────┤	
（5）挺直身体站着	├─────────────┤	

僵硬	在直线上打一个"×"做出回答	
（6）您的僵硬状况在早晨刚醒来时有多严重	├─────────────┤	
（7）您的僵硬状况在坐、卧或休息之后有多严重	├─────────────┤	

进行日常活动的程度	在直线上打一个"×"做出回答	
（8）下楼梯	├─────────────┤	

续表 3 - 1

（9）上楼梯	├─────────┤	
（10）由坐着站起来	├─────────┤	
（11）站着	├─────────┤	
（12）向地面弯腰	├─────────┤	
（13）在平坦的地面上行走	├─────────┤	
进行日常活动的难度	在直线上打一个"×"做出回答	
（14）进出小轿车或上下公交车	├─────────┤	
（15）出门购物	├─────────┤	
（16）穿上您的短袜和长袜	├─────────┤	
（17）从床上站起来	├─────────┤	
（18）脱掉您的短袜和长袜	├─────────┤	
（19）躺在床上	├─────────┤	
（20）走出浴缸	├─────────┤	

续表 3 - 1

（21）坐着的时候	├─────────────────┤	
（22）坐到马桶上或从马桶上站起来	├─────────────────┤	
（23）做繁重的家务活	├─────────────────┤	
（24）做轻松的家务活	├─────────────────┤	

四、膝痹病（膝关节骨性关节炎）中医临床路径

路径说明：本路径适合于西医诊断为膝关节骨性关节炎的患者。

（一）中医临床路径标准住院流程

1. 适用对象

中医诊断：第一诊断为膝痹病（TCD 编码：BNV090）。西医诊断：第一诊断为膝关节骨性关节炎（ICD-10 编码：M17.901）。

2. 诊断依据

（1）疾病诊断。

参照 2007 年中华医学会骨科学分会制定的《骨关节诊治指南》。

（2）疾病分期。

分为早期、中期和晚期。

（3）证候诊断。

参照国家中医药管理局"十一五"重点专科协作组《膝痹病（膝关节骨性关节炎）诊疗方案》。膝痹病（膝关节骨性关节炎）临床常见证候：风寒湿痹证、风湿热痹证、瘀血闭阻证、肝肾亏虚证。

3. 治疗方案的选择

参照国家中医药管理局"十一五"重点专科协作组《膝痹病（膝关节骨性关节炎）诊疗方案》。

（1）诊断明确，第一诊断为膝痹病（膝关节骨性关节炎）。

（2）患者适合并接受中医治疗。标准住院日为≤21 天。

4. 进入路径标准

（1）第一诊断必须符合膝痹病（TCD 编码：BNV090）和膝关节骨性关节炎（ICD-10 编码：M17.901）的患者。

（2）患者同时具有其他疾病，但在住院期间不需要特殊处理，也不影响第一诊断的临床路径流程实施时，可以进入本路径。

（3）各种保守治疗无效半年以上，X 线片显示为晚期改变，有全膝置换术指征者，不进入本路径。

5. 中医证候学观察

四诊合参，收集该病种不同证候的主症、次症、舌、脉特点。注意证候的动态变化。

6. 入院检查项目

（1）必需的检查项目。

血常规、尿常规、便常规 + 潜血，肝功能、肾功能、血糖、血沉、凝血功能，C - 反应蛋白，膝关节 X 线片，心电图，胸部透视或胸部 X 线片。

（2）可选择的检查项目。

根据病情需要而定，如骨代谢指标、ASO、类风湿因子、血脂、膝关节 MRI、关节液检查等。

7. 治疗方法

（1）辨证选择口服中药汤剂。

风寒湿痹证：祛风散寒，除湿止痛。

风湿热痹证：清热疏风，除湿止痛。

瘀血闭阻证：活血化瘀，舒筋止痛。

肝肾亏虚证：滋补肝肾，强壮筋骨。

（2）手法治疗：整体放松和局部点按。

（3）针灸治疗：局部取穴和远端取穴。

（4）针刀治疗：根据疾病不同分期选用不同的部位进行针刀松解。

（5）关节腔内治疗：根据病情需要选择。

（6）其他疗法：根据病情需要选择熏洗、牵引、外敷、矫形鞋垫、中药离子导入、冲击波治疗、痛点注射疗法等。

（7）运动疗法。

（8）关节腔内注射 PRP。

（9）患膝单髁置换。

（10）患膝关节镜治疗。

（11）护理：辨证施护。

8．出院标准

（1）肿胀、疼痛、关节活动障碍等症状好转或消失。

（2）日常生活、工作能力基本恢复。

9．退出路径标准

（1）在治疗过程中发生了病情变化，或辅助检查结果异常，需要复查和明确异常原因，从而延长治疗时间和增加住院费用，退出本路径。

（2）临床症状改善不明显，导致住院时间延长，退出本路径。

（3）治疗过程中出现严重并发症时，退出本路径。

（4）因患者及其家属意愿而影响本路径执行时，退出本路径。

（二）中医临床路径住院表单

适用对象：第一诊断为膝痹病（膝关节骨性关节炎）（TCD 编码：BNV090、ICD-10 编码：M17.901）（表 3－2）。

表 3－2　膝痹病（膝关节骨性关节炎）中医临床路径住院表单

患者姓名：_____ 性别：____ 年龄：____ 门诊号：____ 住院号：_____

住院日期：_____ 年__月__日　　　　出院日期：_____ 年__月__日

标准住院日≤14 天　　　　　　　　实际住院日：_____ 天

时间	___年__月__日 （第 1 天）	___年__月__日 （第 2～7 天）	___年__月__日 （第 8～13 天）	___年__月__日 （第 14 天）
主要诊疗工作	□询问病史、体格检查 □中医四诊信息采集 □下达医嘱、开出各项诊疗方案 □完成首次病程记录	□实施各项实验室检查和影像学检查 □完成上级医师查房，进一步明确诊断，指导治疗 □向家属交代病情和治疗注意事项	□根据患者病情变化及时调整治疗方案 □上级医师查房与诊疗评估，明确出院时间 □关节腔内治疗 □运动疗法	□制订康复计划，指导患者出院后功能锻炼 □交代出院注意事项、复查日期 □开具出院诊断书 □完成出院记录 □通知出院

续表 3 - 2

时间	___年__月__日（第 1 天）	___年__月__日（第 2 ～ 7 天）	___年__月__日（第 8 ～ 13 天）	___年__月__日（第 14 天）
主要诊疗工作	□完成入院记录 □完成初步诊断 □对症处理 □向患者及家属交代病情和注意事项	□实施理疗等治疗措施 □确定治疗方案 □关节腔内治疗 □防治并发症		
重点医嘱	**长期医嘱** □专科护理常规 □分级护理 □普食 □中药汤剂或相应中成药 □七叶皂苷钠、丹参、红花等类中药注射剂 □非甾体类药止痛、护胃 □消肿止痛散外敷 □中药热罨包 □艾灸 □离子导入 □中药熏药 **临时医嘱** □血常规、尿常规、便常规＋潜血 □肝功能、肾功能、血糖、风湿、凝血功能 □C 反应蛋白 □心电图 □胸部 X 线片、膝关节 X 线片	**长期医嘱** □专科护理常规 □分级护理 □普食 □中药汤剂或相应中成药 □七叶皂苷钠、丹参、红花等类中药注射剂 □非甾体类药止痛、护胃 □消肿止痛散外敷 □中药热罨包 □艾灸 □离子导入 □中药熏药 □抗骨质疏松诊疗 **临时医嘱** □必要时复查异常项目 □根据患者具体情况确定其他检查 □对症处理 □关节腔内治疗	**长期医嘱** □专科护理常规 □分级护理 □普食 □中药汤剂或相应中成药 □消肿止痛散外敷 □中药热罨包 □艾灸 □离子导入 □中药熏药 □抗骨质疏松治疗 **临时医嘱** □根据患者具体情况确定其他检查 □对症处理 □关节腔内治疗	**长期医嘱** □停止所有长期医嘱 **临时医嘱** □开具出院医嘱 □出院带药

续表 3 – 2

时间	___年__月__日 （第 1 天）	___年__月__日 （第 2 ~ 7 天）	___年__月__日 （第 8 ~ 13 天）	___年__月__日 （第 14 天）
重点医嘱	□骨密度、膝关节核磁共振 □患者病情需要的其他检查 □对症处理			
主要护理诊疗工作	□入院介绍 □进行入院教育 □一般状况评估 □介绍各项检查前注意事项 □饮食、日常护理指导 □按照医嘱执行诊疗护理措施	□按照医嘱执行诊疗护理措施 □专科护理指导 □关节功能锻炼指导 □饮食、日常护理指导 □健康教育	□按照医嘱执行诊疗护理措施 □专科护理指导 □关节功能锻炼指导 □饮食、日常护理指导 □健康教育	□交代出院后注意事项 □协助办理出院手续 □送患者出院
病情变异记录	□无 □有，原因： 1. 2.	□无 □有，原因： 1. 2.	□无 □有，原因： 1. 2.	□无 □有，原因： 1. 2.
责任护士签名				
医师签名				

第四节 膝骨性关节炎的临床经验、特色及用药

KOA 是骨科非常常见的一种疾病，也是在门诊中会经常碰到的。KOA 的主要临床表现是关节的疼痛及压痛、活动受限、关节畸形等，结合典型的症状、体征，临床不难做出诊断及鉴别诊断。在病理学上，KOA 以关节软骨局灶损伤为特征，可伴有骨赘形成、软骨下骨的改变、韧带松弛、关节周围肌肉萎缩、滑膜炎症和关节囊增生。这是因为随着年龄的增长，关节软骨发生退变，表现为出现凹陷、浑浊、小的糜烂及软骨厚度减小。但与此同时，KOA 既包含着退行性病变导致的关节软骨结构和功能的逐步丧失，也伴随着软骨修复和骨重建反应。正是因为退化与修复和重建反应的同时存在，KOA 的关节退行性变化并不都是进行性的，关节退行性变化的速度也因人和关节的不同而不同。有时候可能会调节稳定在一个平衡状态，甚至会自发好转，至少出现部分关节面修复以及症状减轻。

基于 KOA 的发生发展机制及特点，我们要明白 KOA 个体病例之间的差异性，这给我们为 KOA 患者提供个性化治疗方案提供了依据。KOA 的最终治疗目的在于缓解或消除疼痛、改善关节功能、提高患者生活质量。随着认识的深入和医疗水平的发展，我们现在有着多种手段可以应对 KOA，选择对的方法至关重要。那么具体有哪些方案可以选择？又该如何去选择呢？

首先我们要能对 KOA 患者做出全面准确的评估和判断，在此我们可以参考中华医学会《骨关节炎诊疗指南》（2018 年版）提出的 KOA 分期标准。该标准中的临床症状和体征包括膝关节疼痛、活动、肿胀和畸形 4 个方面，其中患者的主观疼痛为主要标准。我们可以用视觉模拟评分法（visual analogue scale，VAS）评价疼痛严重程度，同时将客观影像学检查作为确诊标准，其中 X 线片表现为基本标准，磁共振表现为补充标准。以目前临床上应用最广泛的 Kellgren-Lawrence（K-L）分级作为 X 线片表现的分级标准。膝关节核磁共振表现以 Recht 分级作为标准。将 KOA 分为

四期，即初期、早期、中期和晚期。同时将治疗相对应地分为基础治疗、药物治疗、修复性治疗和重建治疗四层次。

一、基础治疗

基础治疗即非药物治疗，包括患者教育、运动、生活指导及物理治疗等，这在发病早期是很重要的，却往往容易被临床医生所忽视。我们要对患者进行教育，使患者了解本病的预后情况及自身干预的重要性，给予运动及生活指导，进行科学合理的关节肌肉锻炼，同时配合中医和物理治疗。中医治疗可以减轻疼痛症状和缓解关节僵直，包括按摩、热疗、水疗、针灸、推拿等。笔者在门诊常以"清热利湿，通利关节"为法，予中药外用局部熏洗，一般针对初起病患者，疗效较好。笔者的外洗经验方如下：大黄30 g、栀子20 g、薄荷15 g、黄柏30 g、宽经藤30 g、桑枝30 g、威灵仙30 g、络石藤30 g、钩藤30 g、透骨草30 g、枯矾30 g。

二、药物治疗

药物治疗则是根据 KOA 患者病变的部位及病变程度，内外结合，选择合适的药物进行个体化、阶梯化的治疗。药物按使用途径分为外用药物、口服药物、肛门栓剂、静脉输入药物、关节腔内注射药物；根据作用范围分为局部用药和全身用药；根据药理作用分为糖皮质激素、非甾体消炎药（non-steroids anti-inflammation drugs，NSAIDs）、慢作用抗炎药物、镇痛药、抗焦虑药、中成药，以及透明质酸钠、几丁糖、富血小板血浆等关节内注射药物。应当注意，虽然口服 NSAIDs 最常用，但 NSAIDs 具有"天花板效应"，过量使用不能增强疗效，还可能增加毒副反应。对中重度症状可联合不同方式使用不同药物。患者在接受药物治疗时应继续进行基础治疗。

KOA 患者多数因疼痛症状明显才来就医，笔者在门诊常首选艾瑞昔布配合奥美拉唑止痛护胃对症处理，一般连续服用3～5天即可。同时常联合运用四烯甲萘醌软胶囊、阿法骨化醇软胶囊、碳酸钙 D3 片这 3 种药物来改善骨代谢，促进钙的吸收和骨生成。一般须坚持服药最少 1 个月，3 个月则效果最佳。也可以选用 1 种中成药搭配使用，凡是具有"活血止痛、补益肝肾、舒筋活络"等疗效的皆可。临床常用的有藤黄健骨胶囊和盘龙七片，一般也是建议连续服药 1～3 个月。对于口服药物 1 个月后症状无明显好转甚至加重者，可以选择局部注射治疗，一般常选用玻璃酸钠注射液，或者利多卡因与得宝松（复方倍他米松）1：1 配伍，进行关节腔注射。一般单膝单次用玻璃酸钠 1 支，1～2 周注射 1 次，连续使用至疼痛明显好转后 1 次，一般不超过 4 次。常抽取 1 mL 利多卡因配比 1 mL 复方倍他米松使用，单次单膝注射一般不超过 1 mL，使用应间隔 3 个月，一年单膝注射建议不超过 4 次。在药物口服效果不佳时，可以先考虑关节腔注射玻璃酸钠，若连续注射多次后效果不佳可改为关节腔注射复方倍他米松。另外，若患者初次就诊即有肿胀明显，疼痛难忍，活动受限，也可在抽取关节积液后，直接行关节腔注射复方倍他米松混合利多卡因治疗，后续坚持口服药物 1 个月亦可。

在中药治疗方面，笔者常用个人经验方"痛痹方"加减。此方长于活血止痛，对于肠胃功能不太好、不能耐受 NSAIDs 或者不愿服用过多西药的患者，常能起到和 NSAIDs 对等的消炎止痛效果。方如下：青风藤 15 g、柴胡 10 g、黄芩 10 g、甘草 5 g、黑枣 10 g、细辛 3 g、川芎 10 g、牛膝 15 g、桑寄生 15 g、杜仲 15 g、菟丝子 15 g。

三、修复性治疗

这一阶段的治疗主要是采取手术保膝治疗，常用的方法有关节镜清理术、关节软骨修复术及生物治疗、膝关节周围截骨术等。保守治疗效果不佳，需要长期关节腔注射药物且病情反复控制不佳的患者，可以采取手术治疗。笔者常选用 PRP（富血小板血浆）进行关节腔注射，若 MRI 提示骨髓水肿时，可行 PRP + 髓芯减压术，将 PRP 注射到局部病灶，吸收修复作用更佳。

四、重建治疗

重建治疗包括膝关节置换、融合甚至截肢，一般常选用的是关节置换术。膝关节置换包括单间室置换和全膝置换两种方式。一般是根据发病部位来判断选择手术方案的。一般膝关节单间室骨关节炎，如果不伴有严重力线异常，且交叉韧带功能良好，可以实施单间室人工关节置换术治疗，预后良好。其包括仅涉及单个胫股关节的单髁置换术和适用于髌股关节炎的髌股关节置换术，后者较为少见。当情况为严重的膝关节多间室骨关节炎，尤其伴有各种严重畸形时，多采用全膝关节置换手术，其绝大多数远期疗效满意。全膝关节置换术后 20 年以上假体生存率超过 90%，可作为 KOA 晚期的终极有效治疗方法。

总结：KOA 是骨科常见的一个病种，发病率高、发病人数多。现有的 KOA 分级诊断及治疗指南也是较为完善的，对该病的中西医理论认识都到达了一个较高的水平，治疗手段丰富。我们需要熟练掌握疾病分期及指南推荐，结合实际情况，如医院条件、患者自身经济水平、预期疗效、手术意愿等来综合考虑，选择最适合每一个患者的个体化治疗方案；一定要深入细致地了解患者的病情及基本情况，因人而异、因人而宜。

参考文献

[1] NIJS J, KOSEK E, VAN OOSTERWIJCK J, et al. Dysfunctional endogenous analgesia during exercise in patients with chronic pain: to exercise or not to exercise? [J]. Pain physician, 2012, 15 (3 Suppl): S205 – S213.

[2] RINGDAHL E, PANDIT S. Treatment of knee osteoarthritis [J]. American family physician, 2011, 83 (11): 1287 – 1292.

[3] MASTBERGEN S C, BIJLSMA J W, LAFEBER F P. Selective COX-2 inhibition is favorable to human early and late-stage osteoarthritic cartilage: a human in vitro study [J]. Osteoarthritis cartilage, 2005, 13 (6): 519 – 526.

[4] SMITH H, BROOKS J R. Capsaicin-based therapies for pain control [J]. Progress in drug research, 2014, 68: 129 – 146.

[5] PECCHI E, PRIANM S, MLADENOVIC Z, et al. A potential role of chondroitin sulfate on bone in osteoarthritis: inhibition of prostaglandin E (2) and matrix metalloproteinases synthesis in interleukin-1beta-stimulated osteoblasts [J]. Osteoarthritis cartilage, 2012, 20 (2): 127 – 135.

[6] LASLETT L L, JONES G. Capsaicin for osteoarthritis pain [J]. Progress in drug research, 2014, 68 (68): 277 – 291.

[7] MADRY H, KOHN D. Conservative treatment of knee osteoarthritis

［J］. Der unfallchirurg, 2004, 107 (8)：689 – 699, quiz700.

［8］ TIAN G P, CHEN W J, HE P P, et al. MicroRNA-467b targets LPL gene in RAW 264. 7 macrophages and attenuates lipid accumulation and proinflammatory cytokine secretion ［J］. Biochimie, 2012, 94 (12)：2749 – 2755.

［9］ CHEN S, ZHANG L, XU R, et al. The BDKRB2 + 9 ／ – 9 polymorphisms influence pro-inflammatory cytokine levels in knee osteoarthritis by altering TLR-2 expression：clinical and in vitro studies ［J］. Cell physiol biochem, 2016, 38 (3)：1245 – 1256.

［10］ EFEOGLU C, AKCAY Y D, ERTURK S. A modified method for preparing platelet-rich plasma：an experimental study ［J］. Journal of oral and maxillofacial surgery, 2004, 62 (11)：1403 – 7.

［11］ KONRADS C, EIS A, AHMAD S S, et al. Osteotomies around the knee lead to corresponding frontal realignment of the ankle ［J］. European journal of orthopaedic surgery and traumatology, 2021 (32)：1 – 8.

［12］ 中国医院协会临床新技术应用专业委员会, 中华医学会骨科学分会关节外科学组, 中国医师协会骨科医师分会骨关节炎学组. 中国膝关节周围截骨下肢力线矫正术治疗膝关节骨关节炎临床指南 ［J］. 中华骨科杂志, 2021, 41 (23)：18.

［13］ HAEMER J M, WANG M J, CARTER D R, et al. Benefit of single leaf resection for horizontal meniscus tear ［J］. Clinical orthopaedics and related research, 2007, 457：194 – 202.

［14］ 刘劲松, 李智尧. 关节镜下半月板部分切除术治疗中老年人内侧半月板损伤 ［J］. 中国骨伤, 2014, 27 (8)：631 – 634.

［15］ 章亚东, 侯树勋, 张秩超, 等. 同种异体半月板移植术临床效果的初步分析 ［J］. 中华关节外科杂志：电子版, 2008, 2 (6)：235 – 242.

［16］ 余家阔, 于长隆, 敖英芳, 等. 关节镜辅助下的同种异体半月板移植（附 4 例术后 20 个月以上随访报告）［J］. 中国运动医学杂志, 2007, 26 (3)：261 – 267.

［17］ GAO K, CHEN S, WANG L, et al. Anterior cruciate ligament reconstruction with LARS artificial ligament: a multicenter study with 3 to 5 year follow up [J]. Arthoscopy, 2010, 26 (4): 515 – 523.

[18] DUQUIN T R, WIND W M, FINEBERG M S, et al. Current trends in anterior cruciate ligament reconstruction [J]. Journal of knee surgery, 2009, 22 (1): 7 – 12.

[19] 韩刚, 裴晓东. 全膝关节置换术研究进展 [J]. 中国现代医生, 2013, 51 (17): 15 – 16.

[20] 曹建伟, 廖有乔. 膝关节置换术及假体的研究进展 [J]. 医学综述, 2014, 20 (19): 3547 – 3549.

[21] NAUDIE D D, AMMEEN D J, ENGH G A, et al. Wear and osteolysis around total knee arthroplasty [J]. Journal of the American academy of orthopaedic surgeons, 2007, 15 (1): 53 – 64.

[22] RITTER M A, LUTGRING J D, DAVIS K E, et al. The effect of post-operative range of motion on functional activities after posterior cruciate-retaining total knee arthroplasty [J]. The journal of bone and joint surgery, 2008, 90 (4): 777 – 784.

[23] GANDHI R, TSVETKOV D, DAVEY J, et al. Survival and clinical function of cemented and uncemented prostheses in total knee replacement A Meta-Analysis [J]. Journal of bone and joint surgery, British Volume, 2009, 91 (7): 889 – 895.

[24] HASEGAWA M, SUDO A, UCHIDA A. Staged bilateral mobilebearing and fixed-bearing total knee arthroplasty in the same patients: A prospective comparison of a posterior-stabilized prosthesis [J]. Knee surgery, sports traumatology, arthroscopy, 2009, 17 (3): 237 – 243.

[25] NAAL F D, FISCHER M, PREUSS A, et al. Return to sports and recreational activity after unicompartmental knee arthroplasty [J]. The American journal of sports medicine, 2007, 35 (10): 1688 – 1695.

[26] HARRYSSON O L, ROBERTSSON O, NAYFEH J F. Higher cumulative revision rate of knee arthroplasties in younger patients with osteoarthritis [J]. Clinical orthopaedics and related research, 2004, 421: 162 – 168.

[27] O'ROURKE M R, GARDNER J J, CALLAGHAN J J, et al. The John

Insall Award：Unicompartmental knee replacement： a minimum twenty-one-year followup，end-result study［J］. Clinical orthopaedics and related research，2005，440：27 – 37.

［28］ BRUNI D，IACONO F，RUSSO A，et al. Minimally invasive unicompartmental knee replacement： retrospective clinical and radiographic evaluation of 83 patients［J］. Knee surgery，sports traumatology，arthroscopy，2010，18（6）：710 – 717.

［29］ 林昊，张余，李国安. 人工全膝关节研究新进展［J］. 医用生物力学，2012（2）：115 – 121，128.

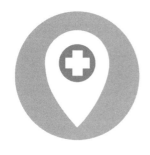

第四章 | 膝骨性关节炎的预防和康复

第一节　膝骨性关节炎的预防

膝骨性关节炎发病缓慢，期间较长时间地一直影响着患者的生活和工作。如今，膝骨性关节炎已经成为大家公认的一种慢性疾病，因此，我们可以按照慢性疾病的标准进行膝骨性关节炎的预防。

一、膝骨性关节炎的相关危险因素

（一）膝骨性关节炎发病的危险因素

1. 遗传因素

膝骨性关节炎是一种多基因遗传易感性疾病。目前国内外多项研究表明膝骨性关节炎患者多个遗传基因与骨关节病有关，显示遗传因素对于关节软骨的影响均在50%以上。

2. 先天性和获得性关节畸形

先天性和获得性关节畸形，局部环境可以影响关节的外形，将会增加局部关节软骨受力，导致膝骨性关节炎的发生。微小的、没有症状的解剖结构改变也与膝骨性关节炎密切相关。许多软骨下骨损伤没有明显症状，可以自愈，也可以逐渐发展，导致关节畸形、软骨损伤等。

3. 衰老

随着年龄的增加，膝骨性关节炎的发病率也明显增加。尽管没有症状，膝骨性关节炎的发生实际上很早就开始了。衰老的关节软骨改变了软骨细胞的功能和组织性能，并对细胞因子和生长因子做出不同的反应。另外，随着年龄的变化，关节的保护因素、神经和力学机制都会改变，可表现为本体感觉障碍、内外翻松弛、半月板不完整和肌肉力量降低等。虽然不能解释原因，但是这种变化女性更明显。

4. 关节损伤

创伤可以导致膝骨性关节炎的发生，无论是原发损伤的影响（如直接伤及关节软骨），还是继发损伤影响了膝关节的减震组织而导致的关节软骨的应力增加。正常关节软骨和其他组织需要有规律的关节负载。如果关节负载过度或使用频率太高，超过关节所能承承受的限制，将会导致膝骨性关节炎的发生。膝骨性关节炎的预防需要适当运动，既不能运动量过大，也不能缺乏负荷。

5. 超重/肥胖

研究发现超重和肥胖者较体重正常者（BMI < 25 kg/m²）的发病率明显升高，关节软骨损伤与体重指数密切相关。肥胖患者（BMI≥30 kg/m²）关节软骨损伤程度是非肥胖患者的 2 倍多。

6. 骨密度

研究发现骨质疏松者出现膝骨性关节炎的概率较高，膝骨性关节炎患者常伴有骨质疏松。

7. 雌激素缺乏

雌激素可以直接作用于关节软骨，或者通过影响骨或关节的其他部分而影响膝骨性关节炎的发生。临床观察发现绝经后妇女应用雌激素替代疗法既可以降低膝骨性关节炎的发病率，还可以预防膝关节骨赘的发生。

（二）影响膝骨性关节炎进展的危险因素

1. 营养

血清维生素 D 水平低与关节间隙的丢失和骨赘的形成密切相关。维生素 D 摄入低和血清维生素 D 水平低，膝骨性关节炎发展的危险性就会增高。摄入中高剂量维生素 C 的患者膝骨性关节炎进展的危险性降低了 3 倍，尤其可以降低关节间隙变窄的危险性。摄入高剂量维生素 C 的患者，关节疼痛情况也较轻。

2. 膝内、外翻畸形

膝关节测量线可以分为内翻、外翻或正常。在膝骨性关节炎生物力学研究中，膝内翻可使膝关节内侧间室骨关节病进展的危险性增加 4 倍；膝外翻可使膝关节外侧间室骨关节病进展的危险性增加。膝内、外翻还可以影响髌股关节。膝内翻可以增加髌股关节骨关节病进展的概率，并且仅发生于髌股关节的内侧部分；膝外翻可以增加髌股关节骨关节病进展的概率，并且仅发生于髌股关节的外侧部分。

膝关节外翻时各间室的力学分布比内翻时平均。因此在膝骨性关节炎生物力学研究中，膝内翻较外翻严重。多项研究均说明，力线不正改变了载荷在膝关节内外侧间室的分布，从而影响了膝骨性关节炎的发展。

3. 肌肉力量

通过股四头肌肌力训练治疗膝骨性关节炎已经被广泛应用。几个交叉和短期研究已经证明通过股四头肌肌力训练可以有效地缓解膝骨性关节炎的疼痛症状和改善功能。研究发现，在没有膝骨性关节炎的人群中检测其股四头肌肌力，当有部分人发展为膝骨性关节炎后，其初始肌肉力量较没有发展为膝骨性关节炎的初始肌肉力量小18%，提示股四头肌对于膝关节有保护作用。

髋关节外展肌力有保护同侧膝关节内侧间室的作用。髋关节外展力矩每增加一个单位，将使膝关节内侧间室骨关节病进展危险性降低50%的概率。且经过各种潜在影响因素校正后，这种趋势仍然存在。髋关节外展肌是外展力矩的最主要动力来源。在步态支撑相过程中，髋关节外展肌力下降会使对侧骨盆过度下降。为维持躯干的直立，髋关节内收，膝关节偏离中立位，过多的载荷集中在膝关节内侧间室，进一步加重膝骨性关节炎的病情。为此，临床上已经开始进行髋关节外展肌力训练的相关研究，初步证实其可以明显缓解膝骨性关节炎的相关症状。

4. 内翻延伸

内翻延伸是指当负重行走时动态内翻加重，当不负重时，则内翻减轻。这种情况说明膝关节周围韧带松弛，是膝关节失稳的重要指标。在膝关节检查中发现，存在内翻延伸则使膝骨性关节炎进展的危险性增加3倍，说明动态的内翻延伸等于或高于静态的内翻所致膝骨性关节炎进展的危险性。理论上，内翻延伸对膝骨性关节炎的影响可能是通过改变膝关节动态的稳定性，或者是急速增加通过内侧间室的载荷所致。

（三）膝骨性关节炎相关疼痛和躯体功能降低的危险因素

研究说明肌肉力量与膝关节疼痛程度和功能状况与膝骨性关节炎关系密切。疼痛可以明显减少肌肉最大收缩力，从而导致功能障碍。螺旋式加重的疼痛、肌力减退和自我效能的降低可以减少患者的活动。膝骨性关节炎患者有疼痛的比没有疼痛的肌肉力量下降更多。评价功能影响时发现肌肉力量和疼痛相互影响，肌肉力量与自我效能也相互影响。

二、预防干预策略

膝骨性关节炎的预防就是有效减少导致膝骨性关节炎发生、发展的危险因素，尤其是可改变和潜在可改变危险因素。一级预防旨在通过降低发病风险，改变不良行为，阻止膝骨性关节炎的发生。在青春期预防膝关节损伤和肥胖是预防膝骨性关节炎的典型策略。二级预防包括发现和治疗已经处于风险中的个人，预防危险因素，阻止疾病进一步地发展。与膝骨性关节炎有关的预防包括监测体重，并进行适当的运动。

膝骨性关节炎危险因素分类见表4-1。

表4-1　膝骨性关节炎危险因素分类

可改变危险因素	潜在可改变危险因素	不可改变危险因素
肥胖	创伤	年龄
肌力减退	本体功能减退	性别（女性）
重体力劳动	生物力学因素（如关节松弛）	遗传因素
制动		发育因素（如畸形）

二级预防的主要目标群体是患有膝关节损伤或者做过关节手术的患者。尽管不同的患者患膝骨性关节炎的病因不同，但有一个共识就是膝骨性关节炎是一个与生物力学相关的疾病。因为有证据发现存在关节损伤和（或）做过关节手术的患者，其关节结构受到影响，变得不稳定和更加脆弱，更容易患膝骨性关节炎。

除了应保持健康的生活方式，包括保持健康的体重和定期进行身体活动，对那些由于受伤或手术而可能患膝骨性关节炎的患者还应采取生物力学干预来提高关节的稳定性及降低疼痛。神经肌肉训练可以预防损伤。这种训练主要基于生物力学原理，作用于感觉和运动系统，稳定运动中的关节。神经肌肉训练如有氧训练及力量训练也可有效减缓患者的疼痛。

运动疗法的目的旨在恢复正常的骨骼肌功能，或者减轻由疾病或损伤造成的疼痛。神经肌肉力量训练可以有效改善膝骨性关节炎所伴随的关节周围肌群无力，并能缓解疼痛，改善患者的功能状态，对于膝骨性关节炎所致的功能障碍有很好的预防作用。神经肌肉训练比单纯应用力量训练能更好地改善前交叉韧带损伤后的治疗效果。神经肌肉训练是前交叉韧带康复训练的主要组成部分。

另外，矫形鞋垫、支具等康复工程技术也被运用到了膝骨性关节炎的预防中。相关研究表明，康复工程技术可以改善膝关节的受力情况，预防关节损伤及膝骨性关节炎的发生和发展。

最终实现健康生活方式的关键在于个人。调查显示，大部分的人愿意做出所需的变化。对患者进行宣教，告知其自我管理的方法是个非常具有吸引力的选择，其内容包括告知患者疾病的风险及疾病的早期症状和可用的治疗选择的利弊、效果及预后。

患者教育通常是以小组的形式开展，以促进参与者之间的互动，但个人也可通过互联网共享，使患者、护理人员和临床医生有共同参与护理路径的机会。医疗者应尽可能提出多种教育方案供患者去选择，使患者拥有一个个性化的教育。患者的激励因素包括社会的支持、由专业人士实施的有组织的训练、运动伙伴的促进、熟悉锻炼任务等。

第二节 膝骨性关节炎的康复

膝骨性关节炎是导致关节疼痛和运动功能障碍的最常见疾病，其发病率和致残率逐年升高。我国各个医学分会等均提出了各自的膝骨性关节炎防治指南，并不断修正。这些指南均认为康复治疗是药物治疗和手术治疗的基础，对于初次就诊且症状不严重的膝骨性关节炎患者，运动疗法是首选的治疗方法。

一、康复评定

膝骨性关节炎患者的治疗目的是控制疼痛和其他症状，减少功能障碍，指导患者及其家属了解该疾病和治疗情况。为此，膝骨性关节炎的康复评定需要对患者的疼痛情况、关节运动功能情况、患者的日常生活活动能力和心理状况等进行全面评估。

（一）疼痛评定方法

疼痛是膝骨性关节炎的主要临床表现，也是患者就诊的主要原因。膝骨性关节炎所导致的疼痛将会导致肌肉抑制；运动链的部分疼痛将会影响整个运动链；疼痛的存在还会使中枢神经系统改变肌肉激活的类型和次序，影响功能的恢复。

　　常用的疼痛评定方法包括视觉模拟评分法、数字等级评定量表、语言等级评定量表、Wong-Baker 面部表情量表。

　　视觉模拟评分法（图4－1）：取一条长 10 cm 的标尺，一端标示"无痛"，另一端标示"剧痛"，患者根据疼痛的强度标定相应的位置。

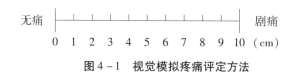

图4－1　视觉模拟疼痛评定方法

　　数字等级评定量表（图4－2）：用"0～10"数字的刻度标示出不同程度疼痛强度等级；"0"为无痛，"10"为最剧烈疼痛，"4"以下为轻度痛，"4～7"为中度痛，"7"以上为重度痛。

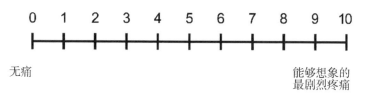

图4－2　数字等级评定量表

图片来源：http://mms1.baidu.com/it/u＝1701091181,2335278546&fm＝253&app＝138&f＝JPG&fmt＝auto&q＝75?w＝1046&h＝268

　　语言等级评定量表（图4－3）：将描绘疼痛强度的词汇通过口述表达出来。

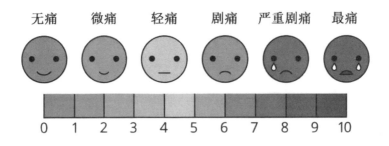

图 4 - 3   语言等级评定量表

图片来源：http://mms0. baidu. com/it/u = 3529787409,3865065146&fm = 253&app = 138&f = JPEG&fmt = auto&q = 75?w = 724&h = 278

Wong-Baker 面部表情量表（图 4 - 4）：由 6 张从微笑至流泪的不同表情的面部表情图组成。这种量表适用于交流困难者，如儿童（3 ～ 6 岁）、老年人、意识不清或不能用言语表达的患者。

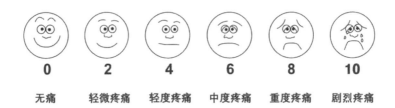

图 4 - 4   Wong-Baker 面部表情量表

图片来源：http://mms1. baidu. com/it/u = 3072471226,377450461&fm = 253&app = 120&f = JPEG&fmt = auto&q = 75?w = 660&h = 263

（二）运动功能评定

1. ROM 测量

ROM 是指关节运动时所通过的最大运动弧，又称为关节活动范围。正常 ROM 是肢体灵活运动的基本条件，因此，ROM 是膝骨性关节炎评定的重要内容。目前，临床上除采用传统量角器测量外，还出现了许多自动化的 ROM 测量仪，但其均以传统量角器测量法为基础。

（1）ROM 检查的目的。①确定 ROM 受限的程度；②通过检查发现影响 ROM 的原因；③指导治疗及康复方法的选择；④作为治疗和康复前后的评测手段。

（2）ROM种类。①主动ROM：受检者在不需要外力的帮助下能够完成的关节活动范围；②被动ROM：在外力帮助下能够完成的关节活动范围。在ROM测量过程中一般先检查主动ROM，后检查被动ROM。

（3）ROM异常的原因。ROM减小的原因：①关节内因素，包括骨结构异常、滑膜或关节软骨损伤、积血、积液等；②关节外因素，包括关节周围软组织粘连、瘢痕等。ROM增大的原因：关节周围韧带的断裂、松弛，肌肉无力，瘫痪等。肌肉因素对主动和被动ROM的影响：肌力降低将会明显影响主动ROM，但对被动ROM影响不大。肌张力变化不仅会影响主动ROM，其也会增大或减小被动ROM。

（4）ROM的测量与记录。最常用的方法为中立位法（解剖0°位法），即将解剖学中立位时的肢体位置定为0°。测量ROM时应当首先将量角器的轴心与关节的运动轴心对齐，然后按照解剖标志放置量角器的固定臂与移动臂，随着关节远端肢体的移动，测量移动臂自解剖中立位到关节活动终点所通过范围的角度，并从量角器刻度盘上读出ROM度数。正常情况下做双向运动的关节应当将属于某个运动轴的双向运动同时记录，如135°（前屈）–45°（后伸），由于病变而只能进行单向运动时，受限方向的运动范围记录为"无"。当被测量者的某关节出现非正常过伸情况时，可用"–"标记。

2. 肌力评定

肌力即肌肉收缩所产生的牵拉力，是关节运动的动力来源。影响肌力的因素不仅涉及肌肉本身，而且与神经系统密不可分。肌力检查的内容有广义和狭义之分，广义肌力检查应当包括肌肉容量、肌张力检查和狭义的肌力检查，一般临床上所指的肌力检查多是指狭义的肌力检查。

（1）肌力检查的内容。①肌肉容量，观察肢体外形有无肌肉萎缩、挛缩、畸形。测量肢围（周径）时，应根据患者具体情况，选择合适的体位，规定测量的部位（一般测量肌萎缩时取肌腹部位）。②肌张力，在静止状态时肌肉保持一定程度的紧张度称为肌张力，是人体维持直立和完成协调运动的基础。③肌力，为肌肉主动收缩时所产生的力。临床上检查时往往固定关节的近躯干端，根据远躯干端的运动情况间接反映肌肉收缩所产生的力的大小。肌力检查内容应当包括肌肉主动运动时的力量、速度和幅度。

（2）肌力检查方法与评定标准。

关节外科康复常用的肌力检查方法为徒手肌力检查法（mallual muscle test）。该方法简便易行，是 Lovett 于 1916 年首先提出的，具体操作经陆续改进，并衍生出多种方法，但原则未变，至今仍被临床广泛应用。检查者可根据用手触摸或用眼看到的肌肉收缩、肢体主动运动的范围和力量，来判断该肌肉的收缩功能。

A. 检查方法：在做肌力检查时，要取标准体位，受检肌肉做标准的测试动作。固定受检查肌肉附着肢体的近端，放松不受检查的肌肉。首先，在承受重力的情况下观察该肌肉完成测试动作的能力，然后，根据测试结果决定是否由检查者施加阻力或助力，并尽可能达到最大的运动范围，进一步判断该肌肉的肌力。徒手检查时就应该熟悉受检肌肉的起止点、肌肉与所支配的关节之间的位置关系和肌纤维走行方向，了解正常肌肉收缩时所产生的肢体运动方向。除此以外，还需了解在产生膝关节运动时主动肌、固定肌、拮抗肌和协同肌的关系，特别要了解协同肌可能产生的替代作用，并注意避免。

测定时的阻力必须为同一强度，并且持续给予。原则上抗阻测试不能应用于两个关节以上，即阻力只能施加于被测肢体的远端。被检者也应了解正确的动作加以配合，以免产生不准确的结果。检查时应两侧对比，观察和触摸肌肉、肌腱，了解收缩情况。测试过程中要耐心指导被检者进行被检测肌肉（或肌群）的收缩运动，必要时检查者可先做示范动作。

B. 检查结果及记录：目前临床上常用的徒手肌力检查法评定标准有 Lovett 分级法（表 4-2）和 MRC 分级法（表 4-3）。MRC 分级法是在 Lovett 分级法的基础上，当认为肌力比某级稍强时，可在此级的右上角加"+"，稍差时则在右上角加"-"，以补充 Lovett 分级法的不足。

表 4-2 Lovett 分级法

分级	代表符号	表现	百分数分级
0	zero，Z	无可见或可感觉到的肌肉收缩	0%
1	trace，T	肌肉有收缩，但不能产生关节运动	10%
2	poor，P	在消除重力的情况下，能做全关节活动范围的运动	25%

续表 4 - 2

分级	代表符号	表现	百分数分级
3	fair，F	能抗重力做全关节活动范围的运动，但不能抗阻力	50%
4	good，G	能抗重力和部分外加阻力做全关节活动范围的运动	75%
5	normal，N	能抗重力和充分阻力做全关节活动范围的运动	100%

表 4 - 3　MRC 分级法

分级	代表符号	表现
0	Z	无可见或可感觉到的肌肉收缩
1	T	肌肉有收缩，但不能产生关节运动
2^-	P^-	消除重力情况下关节可以活动，但活动范围为 50%～100%
2	P	在消除重力的情况下，能做全关节活动范围的运动
2^+	P^+	抗重力情况下关节可以活动，但运动范围小于 50%
3^-	F^-	抗重力情况下关节可以活动，但活动范围为 50%～100%
3	F	能抗重力做全关节活动范围的运动，但不能抗阻力
3^+	F^+	能抗重力做全关节活动范围运动，在运动末段能对抗一定的阻力
4^-	G^-	能对抗一定的阻力运动，但活动范围为 50%～100%
4	G	能抗重力和部分外加阻力做全关节活动范围的运动
4^+	G^+	能抗一定的阻力做全关节活动范围的运动，但在关节活动度末段能对抗全阻力
5^-	N^-	能抗重力和充分阻力运动，但活动范围为 50%～100%
5	N	能抗重力和充分阻力做全关节活动范围的运动

（三）平衡及协调功能评定

平衡和协调功能训练是患者恢复步行和功能活动的重要环节。人体能够在不同体位和姿势下保持平衡状态及协调的运动，有赖于中枢神经系统控制下的感觉系统和运动系统的共同参与与协作。平衡和协调虽然存在着千丝万缕的联系，但在临床检查时需要分别测定。

1. 平衡功能测定

平衡功能是指维持身体直立姿势的能力。其测试的目的是：①判断平衡功能的障碍及障碍的严重程度；②分析影响平衡功能障碍的影响因素；③预测发生跌倒的可能性；④针对障碍的特点和原因，制订康复治疗方案；⑤评定治疗效果，为步行训练提供参考。

临床上常用的平衡功能测定方法包括平衡反应评定、Berg 平衡量表和应用仪器进行不同体位的动态和静态平衡功能评定等。膝骨性关节炎患者可应用 Berg 平衡量表来预测跌倒的危险性。

2. 协调功能评定

协调是指人体多组肌群共同参与并相互配合，有目的地进行平稳、准确、良好控制运动的能力。协调功能是完成精细运动技能动作的必备条件。常见的协调功能障碍有共济失调、不随意运动等。在进行协调功能评定时，患者的意识必须清晰，能够充分配合。另外，患者肢体的肌力必须在 4 级以上，否则评定无意义。膝骨性关节炎患者主要进行下肢协调功能的评定，常用的评定动作有跟膝胫试验、旋转试验、拍地试验、拍手试验、画圆试验等。

首先得出有无协调功能障碍的评定，再进行评分。

（1）1 分：不能完成动作。

（2）2 分：重度障碍，仅能完成动作的起始运动，不能完成整个动作；运动无节律性，明显不稳定，可见无关的运动。

（3）3 分：中度障碍，能完成指定的动作，但动作缓慢笨拙、不稳定；增加运动速度时，完成动作的节律性更差。

（4）4 分：轻度障碍，能完成指定的活动，但完成的速度和熟练程度稍差。

（四）日常生活活动能力和生命质量评定

日常生活活动能力是人们为独立生活而每天必须反复进行的、最基本的、具有共同性的身体动作群，即进行衣、食、住、行、个人卫生等的基本动作和技巧，是最基本、最重要的能力之一。日常生活活动能力障碍将导致一系列严重后果，如自尊、自信丧失，进一步生活能力的丧失，拖累家庭，影响社会关系。日常生活活动能力主要包括：

（1）运动方面，如床上运动、转移和轮椅上运动等。

（2）自理方面，如更衣、进食、梳洗、如厕等。

（3）交流方面，如打电话、阅读、书写、识别环境标志等。

（4）家务劳动方面，如购物、备餐、洗衣、使用家具等。

（5）娱乐活动方面，如下棋、摄影、旅游等。

临床上日常生活活动分为基础性和工具性。基础性日常生活活动是维持人最基本的生存、生活所必需的每日反复进行的活动，包括自理活动（进食、梳妆、洗漱、洗澡、如厕、穿衣）、功能性活动（翻身、从床上坐起、转移、行走、驱动轮椅、上下楼梯）。常用的量表为改良 Barthel 指数。工具性日常生活活动是指人们在社区中独立生活所需的关键性较高级技能，如家务杂事、炊事、采购、骑车或驾车、处理个人事务等，大多需要借助工具进行。

生命质量是指不同文化和价值体系中的个体对与他们的目标、期望、标准及所关心的事情有关的生存状况的体验，是个体生存的水平和体验。这种水平和体验反映了病、伤、残患者在不同程度的伤残情况下，维持自身躯体、精神及社会活动处于一种良好状态的能力和素质，是一种医学评价技术，用以全面评价疾病及治疗对患者造成的生理、心理和社会生活等方面的影响。临床常用的量表是 SF-36 健康状况调查表、世界卫生组织生存质量测定简表等。

二、康复治疗

康复治疗是一个全身性的治疗方法，膝骨性关节炎要从全身角度出发进行考虑，全身结合局部治疗才能获得更好的效果。

（一）运动疗法

国内外的骨关节病或骨关节炎诊疗指南都将运动疗法作为其基础治疗方法，无论是否采用药物、手术等治疗，均需要配合运动疗法。美国老年学会骨关节炎和运动专业小组还制定了骨关节炎的运动处方。这里重点介绍针对膝骨性关节炎的治疗性运动疗法，包括牵伸训练、肌力训练、有氧运动训练等。

美国老年学会的骨关节病运动处方见表 4-4。

表 4-4　骨关节病运动处方

运动方式		强度	时间	频率
牵伸训练	开始	活动到有抵抗感	主要肌群 1 次 维持位置 5 ~ 15 s	每日 1 次
	目标	全范围关节活动	主要肌群 3 ~ 5 次 维持位置 20 ~ 30 s	每周 3 ~ 5 次
肌力训练	等长训练	低到中度 40% ~ 60% 最大等长收缩	关键肌群 1 ~ 10 次收缩 维持 1 ~ 6 s	每日 1 次
	等张训练	低：<40% IRM	10 ~ 15 个动作	每周 2 ~ 3 次
		中：40% ~ 60% IRM	8 ~ 10 个动作	
		高：>60% IRM	6 ~ 8 个动作	
耐力训练	有氧训练	低到中度 40% ~ 60% 最大需氧量	每日 20 ~ 30 min	每周 3 ~ 5 次

1. 牵伸训练

ROM 减小是膝骨性关节炎患者功能障碍的最主要原因。疾病发展过程中的 ROM 受限可能来源于肌肉短缩和关节结构破坏。另外，下肢运动链中任何一个关节的活动范围都可以影响到其他关节。当膝关节发生骨关节病后，踝关节和髋关节的活动范围常常会变小，步态分析可以发现整个下肢活动范围的减小及步行速度的减慢。只要不存在骨性结构改变，牵伸训练可以拉长缩短的肌肉、韧带结构，增加 ROM。患者的髋关节可能有关节囊源性的 ROM 受限，主要表现为旋转功能的丧失，随后出现外展和屈髋功能障碍，这样的情况应当首先考虑牵伸训练。

在牵伸训练中要遵循以下几个原则：首先，每个受累关节每日至少进行 1 次最大 ROM 训练，推荐每天训练 3 ~ 5 次；其次，所有通过关节的关键肌群每天均需要进行牵伸训练。训练时要避免强制性牵拉，避免损伤。

全身各关节需牵伸的关键肌群见表 4-5。

表 4 - 5　关键肌群的牵伸

部位	关键肌群	部位	关键肌群
头颈部	屈、伸肌群	躯干、下腰部	前屈、后伸肌群 侧屈、旋转肌群
肩部	屈、伸肌群 内收、外展肌群 内旋、外旋肌群 上提、下降肌群	髋部	屈、伸肌群 内收、外展肌群 内旋、外旋肌群
肘部	屈、伸肌群	膝部	屈、伸肌群
前臂、腕部	旋前、旋后肌群 腕关节屈、伸肌群	踝、足部	跖屈、跗屈肌群 内翻、外翻肌群 趾屈、伸肌群
手	各指屈、伸肌群 拇指收、展肌群		

2. 肌力训练

肌力是功能活动的动力来源和保障。肌力训练可以有效增加膝骨性关节炎患者的肌力、耐力和收缩速度，改善症状。患者股四头肌肌力减退，其不仅是膝骨性关节炎的诱发因素，而且还与膝骨性关节炎的疼痛、功能障碍等症状相关。另外，膝骨性关节炎发病后的关节源性肌肉抑制、日常活动减少也会导致股四头肌肌力的下降。如果不进行治疗，肌力减退将会加重疼痛，增加关节损害和废用。

3. 有氧训练

膝骨性关节炎患者的肌肉力量、耐力和收缩速度明显增强后，没有病情加重的迹象，这时就可以开始有氧训练。一段时间的有氧训练可以缓解疼痛、晨僵，改善步行速度和平衡。步行作为一种安全、高效、容易接受的形式，对患有膝关节、髋关节和脊柱骨关节病患者的心血管功能也有良好康复作用。另外，水中有氧运动由于能够减轻关节负重，因此对于膝骨性关节炎疗效更好。一般来说，有氧训练要从低心率范围逐渐达到心血管训练范围（70% ～ 85% 最大心率）。

4. 注意事项

运动疗法必须根据患者的具体情况进行调整，以任务为导向，长期坚持。训练时首先是缓解疼痛、提高功能，然后是改善患者的整体健康状况，使患者在没有疼痛和疲劳感的情况下生活和工作。训练应当从防止关节挛缩的伸展运动开始；逐渐过渡到增加肌肉耐力和收缩速度的肌力训练，完成功能活动；再到有氧运动，提高患者的整体健康状况。在运动训练的开始要密切关注症状是否加重，调整运动量以适合患者体能，并设法增加训练的趣味性，提高患者依从性。

每一次训练都应当包括热身、有氧运动和放松的完整过程。热身是为身体进行较高强度运动做准备。热身运动包括 ROM 训练、伸展运动和不同肌群的肌力训练。一般情况下，热身运动通过升高躯体的体温、增加肌肉的柔韧性，使身体对接下来的运动进行了充分准备，可以避免出现运动损伤。有氧运动部分要能高效增加心血管系统的适应能力、氧耐力和运动耐受性，可以采用负重或不负重形式，如水中有氧运动和静态自行车等。当患者能够执行 70% 以上最大心率（中等强度）的有氧运动 10 min 以上时，应当休息 3 ～ 5 min。同热身运动一样，低强度的放松动作要为有氧运动收尾。

（二）物理因子治疗

膝骨性关节炎是全关节疾病，研究表明软骨下骨髓水肿与膝关节疼痛密切相关，因此，治疗时要求物理因子作用要加深，治疗效果才能更好。

1. 短波、超短波疗法

短波、超短波疗法是采用电子管振荡产生短波、超短波等高频电场来进行治疗的方法。通过电容电极输出能量，将患部置于电极之间，在高频电场的作用下，使病变部位的分子和离子在其平行位置振动，并互相摩擦而产生热效应。这种热效应使患部的表层和深层组织均匀受热，能增强血管通透性，改善微循环，调节内分泌，加强组织机体的新陈代谢，降低感觉神经的兴奋性，从而达到消炎、止痛、解痉，促进血液循环和组织修复的治疗目的。

2. 中频电疗法

中频电疗法是应用频率为 1000 ～ 100000 Hz 的脉冲电流治疗疾病的方法。临床常用的有干扰电疗法、调制中频电疗法和等幅正弦中频（音频）电疗法等。中频电流刺激皮肤感觉神经引起的是一种舒适的振动感（电流强度大时有不适的束缚感），这种刺激不会引起疼痛和传入纤维的兴奋。因此，中频电流作用时可以使用较大的电流强度来引起深部肌肉较大强度收缩，但不致引起电极下的烧灼刺痛感。目前认为，低频感应电流只能兴奋正常的神经肌肉，而中频交流电（尤其频率为 6000 Hz）仍有可能兴奋变性的神经肌肉。有人提出 6000 ~ 8000 Hz 的中频电流作用时，肌肉收缩阈与痛阈有明显的分离现象，即在此频率内，使肌肉发生强烈收缩而不引起疼痛。尤其干扰电疗法，电极"十"字形交叉放置，在三维空间内，形成或为上下和左右，或为上下和前后，或为前后和左右的深部电流，可以有效治疗膝骨性关节炎等的深部病理变化。

3. 经皮的神经电刺激疗法

经皮的神经电刺激疗法是通过皮肤将特定的低频脉冲电流输入人体以治疗疼痛的低频电治疗方法。本疗法与传统的神经电刺激疗法的区别在于：传统的神经电刺激疗法主要是刺激运动神经纤维，而本疗法则是刺激感觉神经纤维，因此本疗法又被称为周围神经粗纤维电刺激疗法。电生理实验证明，频率 100 Hz 左右，波宽 0.1 ms 的方波，是兴奋周围神经粗纤维较适宜的刺激。治疗时采用使患者有一种舒适感、不出现肌肉收缩的阈下强度。这样治疗便可选择性地激发感觉传入神经纤维，而不触动运动传出神经纤维。近来研究发现，本疗法可以有效解除膝骨性关节炎所导致的股四头肌关节源性肌肉抑制，缓解关节疼痛的同时改善关节功能。

4. 超声波疗法

超声波是指频率在 20000 Hz 以上，不能引起正常人听觉反应的机械振动波。将超声波作用于人体以达到治疗目的的方法，称为超声波疗法。超声波对组织内物质和微小的细胞结构有一种"微细按摩"的作用，可引起细胞功能的改变，引起生物体的许多反应；可以改善血液和淋巴循环，增强细胞膜的弥散过程，从而改善新陈代谢，提高组织再生能力。超声波作用于机体时还可产热，主要是在两种不同介质的交界面上生热较多，特别是在骨膜上可产生局部高热。有研究表明小剂量超声波（连续式 $0.1 \sim 0.4$ W/cm^2，脉冲式 $0.4 \sim 1$ W/cm^2）多次投射可以促进骨骼生长、骨痂形成；中等剂量（3 W/cm^2 以下 5 min）超声波作用时可见骨髓充血，温度上升 7 ℃，但未见到骨质的破坏，故可用于关节炎、骨病变的治疗。

5. 激光疗法

激光疗法是用低功率激光照射局部治疗疾病的方法。由于激光对生物的作用主要以热为主，被照射的组织吸收光能，使局部组织血管舒张、血流加快，血液循环和淋巴循环改善，代谢增强。结合其光化学压强及磁场等作用，其还能促进局部新生血管形成及上皮组织生长，加速创面愈合。另外激光有一定的穿透力，能使皮下血管扩张，促进炎症吸收。激光疗法尤其适用于膝骨性关节炎浅表疼痛点的治疗。

（三）心理治疗

膝骨性关节炎的疼痛常引起患者焦虑、抑郁等心理因素的改变，焦虑、抑郁等反过来又会加剧患者的疼痛，但目前临床中此种影响常被忽略。膝骨性关节炎疼痛不仅由生物性因素所致，还与患者心理方面因素密切相关，临床治疗过程中应加强护理关怀，尤其是药物不能有效止痛的患者，特别要注意心理因素的影响。

（四）康复医学工程

1. 免负荷支具

研究已证实对伴有内翻或外翻畸形的膝骨性关节炎可以应用免负荷支具治疗。支具可以增加膝关节的稳定性、矫正膝关节畸形、减轻膝关节内侧间室或外侧间室的负荷、恢复膝关节负重力线、保护膝关节，从而缓解膝关节疼痛症状，是治疗早、中期膝骨性关节炎的有效方法，也可用于治疗不愿意手术或不能承受手术的严重膝骨性关节炎患者。

2. 鞋垫

在近期的骨关节病治疗指南中，美国风湿病学会不推荐将外侧楔形鞋垫作为膝内侧骨关节炎的治疗手段，而《国际骨关节炎研究学会髋与膝骨性关节炎治疗指南》则指出：外侧楔形鞋垫对于某些胫骨股骨内侧间室的膝骨性关节炎患者可能有效。

（五）中医特色疗法

推拿疗法就是在人体体表一定部位运用各种手法，或配合某些特定的肢体活动来防治疾病的方法，具有疏通经络、滑利关节、调整脏腑气血功能和增强人体抗病能力的作用。

操作方法归纳起来主要有以下几种：

（1）推法：用手指或手掌着力于患者的某一部位，进行单方向的直线推动，一般频率为每分钟100次左右，先慢后快。

（2）拿法：以大拇指与其他四指中的任意一指或几指相对，提拿起身体的某一部位或穴位，一拿一放地交替进行。

（3）按法：用指腹或手掌着力于身体的某一部位或穴位，向下压之，并在该处保持一定的压力停留片刻，随之稍加揉动。本法常与揉法配合使用。指按法适用于全身各处的穴位。

（4）摩法：以手掌附着于人体的某一部位，在其上做环形移动抚摸。多用于腹部，也可用于身体各部位的跌打肿痛较剧烈者。

（5）揉法：以手指、鱼际、掌跟及手掌，在患者的某一部位或穴位做轻柔和缓的旋转揉动。

（6）擦法：以掌根大鱼际或小鱼际着力，在患者较长的一段体表上做快速的来回摩擦。多配以推拿介质，如红花油、葱姜水等。

（7）搓法：以两手夹住患者的肢体，相对用力做快速的搓揉，在搓动的过程中，做上下的往返移动。多用于四肢，常作为推拿的结束手法。

（8）摇法：医者一手抓住患者肢体的远端，另一手扶住被摇的关节（肩关节、腕关节、髋关节），以该关节为支点，做肢体最大范围的环形往复摇动。

（9）捻法：以拇指与食指、中指相对，捏住患者的手指或脚趾，做搓揉的动作。具有理筋通络、滑利关节的功效，多用于半身不遂、颈椎病，以及指端麻木疼痛等症。

（10）点法：以指端、指间关节或肘部按压在患者的某一部位或穴位上，逐渐用力下压。常用于脘腹部、背腰部和四肢。

（11）拍法：手五指微曲，形成空心虚掌，稍用力在患者的患处做拍打动作。常用于颈肩、腰背、四肢。

（12）抖法：以双手握住患者肢体的远端，用力做快速、连续、小幅度的上下颤动。常作为推拿的结束手法使用。

（13）滚法：用手背掌指关节突出部或以小鱼际、小指掌指关节的上方在皮肤上滚动，操作时用力要均匀。

（14）屈伸法：一手握住患者肢体远端，另一手固定其关节部，顺着关节缓慢地做屈伸活动。屈伸幅度应根据病情而定，先小后大，逐步恢复到正常活动幅度。

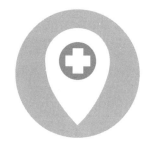

第五章 | 膝骨性关节炎的
现代临床和基础
研究

第一节 膝骨性关节炎的危险因素

一、年龄

膝骨性关节炎发病的危险因素包括人体的内在因素和后天外界环境的影响以及生活习惯改变导致的外在因素。其中年龄的增长被公认为是影响最大的危险因素，膝骨性关节炎发病率随年龄的增高而增高。调查发现，骨关节炎在小于 20 岁年龄组中，男女均未发现患者；随年龄上升，40 岁以后发病率明显增高；在 60 ~ 70 岁及大于 70 岁年龄组段达高峰[1]。一项调查结果显示：高龄人群患 OA 的风险是低龄人群的 2.225 倍[2]。据国外学者统计研究，70 ~ 74 岁的人群比其他年龄段人群患病率高 40%[3]。在我国 40 岁以上的膝骨性关节炎患病率为 46.3%，40 岁以下的患病率仅为 10% ~ 17%；60 岁以上达到 50%；75 岁以上为 80%[4]。

骨性关节炎是一种退行性疾病，与年龄的相关性可能取决于关节的正常结构主要受软骨细胞和细胞外基质改变的影响。有细胞生物学的研究表明，细胞的分裂次数会受细胞 DNA 中端粒酶的影响，故细胞的分裂次数是有限的。这将导致随着年龄的增长，细胞逐渐开始衰老，细胞的分裂次数减少直至分裂停止，我们称之为"海佛烈克极限"。在软骨细胞的一生中大约能进行 35 次的分裂[5,6]。

二、性别

多项流行病学的研究发现，女性骨性关节炎的发生率明显高于男性[7]。动物实验亦表明，自发性骨性关节炎模型的患病率与性别和品系相关[8]。通常在中年的骨性关节炎患者当中，由于机械损伤和运动负荷的影响，男性患者多于女性患者，然而随着女性绝经后，女性骨性关节炎的发病率开始显著增高[9]。

性别对膝骨性关节炎的影响可追溯到性激素上，尤其是雌激素的缺乏可能是膝骨性关节炎的全身性易感因素，因此绝经是女性膝骨性关节炎的危险因素[10]。

三、遗传因素

遗传因素在骨关节炎人群中的暴露强度远高于非骨关节炎人群，骨关节炎家族史阳性人群较骨关节炎家族史阴性人群骨关节炎发病概率大[11]。大量证据证明，原发性骨关节炎具有很强的遗传性，有研究发现在兄弟姐妹中骨关节炎发病率更高，尤其是在同卵双胞胎中[12]。有研究发现多个基因突变参与了骨关节炎的发病机制，包括 II 型前胶原基因（COL2A1）、胰岛素样生长因子 – I（IGF-I）、维生素 D 受体（VDR）基因、雌激素受体 – α（ER-α）、瘦素受体（LEPR）、转化生长因子 – β（TGF-β）等[13]。

四、肥胖

不良的饮食习惯可能使人易患肥胖症。肥胖是影响软骨的代谢破坏过程和关节超负荷的主要因素，尤其是膝关节。越来越多的人认为骨性关节炎是一种全身性疾病，尤其是其导致的代谢紊乱与肥胖密切相关。一些研究表明，由于负重关节的机械负重过载，加之关节运动时所承载的负荷约为体重的 4 倍，使软骨细胞激活导致软骨退变的加速。超重的人比正常体重的人更倾向于骨性关节炎的发展[14]。调查显示肥胖人群患骨关节炎的风险是非肥胖人群的 12.252 倍[15]。体重指数（BMI）是反映肥胖的指标，被认为与膝骨性关节炎的发病呈正相关，是 KOA 的危险因素[16]。有研究探讨 BMI 与老年严重膝骨性关节炎发病的相关性时发现，体重指数与膝关节骨性关节炎呈低度线性相关，两个变量之间存在一定的线性相关性，说明体重指数是老年严重骨性关节炎发病的一个危险因素，但并非其严重化的主要因素[17]。

五、职业与锻炼

从事一些特殊职业的人因长期的某种体位导致膝关节的慢性劳损，关节软骨长期受高强度的应力摩擦或受伤而引起此病，如矿工、采棉花者、重体力劳动者、职业运动员或舞蹈者[18]。研究认为，重体力劳动者发生膝骨性关节炎的风险是非重体力劳动者的 2.446 倍[19]。国外调查认为，每天锻炼者、每周锻炼 2～6 次者、每周锻炼 1 次者、每月锻炼 1 次者膝骨性关节炎的患病率依次会增加 10 倍、8 倍、6.7 倍、1.8 倍[20]。亦有学者认为职业、经常体育锻炼与膝关节骨性关节炎的发生没有明显的相关性[21]。动物实验表明，在成年大鼠模型中，适量的关节运动已被证实能促进滑润素合成和滑液增加，保护关节软骨；相较于缺乏运动或运动量少的大鼠，适量的关节运动可减缓软骨的降解过程，这也归因于促使与骨性关节炎的发生密切相关的细胞因子 IL-1 的表达降低。但是，过度的身体活动，同时联合关节的机械压力过载可能会造成骨性关节炎发生、发展的风险增加[22]。

六、其他

调查认为高血压、糖尿病、动脉粥样硬化、类风湿关节炎等伴发疾病与膝关节骨性关节炎患病率呈正相关[23]。研究发现，北京市城区老年男性 80 岁以上膝关节骨性关节炎的患病率高于美国白种人，女性的患病率则明显高于美国白种人[24]。亦有研究认为，与骨质相关的维生素 D，与抗氧化相关的一类维生素，包括维生素 C、维生素 K、维生素 A 的摄入量低，导致不能有效地降低关节内的氧化活性物质，可能是导致膝关节骨性关节炎发生的危险因素[25]。

 第二节　膝骨性关节炎的中医证候研究

中医的证候作为中医理论的精髓，是疾病的病理机制和疾病本质的二者结合体。其在诊断、治疗疾病中有重要地位。古代对于本病中医证候分类的记载较少，然而随着中医药事业的蓬勃发展，越来越多的当代中医学者对古籍进行积极的分类、整理，并借助科学的统计手段，使得本病的中医证候的相关研究逐步向规范化、系统化发展。由于中医文化博采众长，目前许多医家学者对"膝痹"的认识不一，临床治疗方法也有所不同，这导致了"膝痹"中医证候分类标准的多样性。

朱小虎等[26]研究认为膝骨性关节炎属本虚标实，虚证以肝、脾、肾三脏虚为主，实证以寒湿、瘀血、痰浊为主。王志中等[27]根据临床数据和南北地域性差异将膝骨性关节炎分为湿热痹阻型与寒湿痹阻型。陈广超[28]通过大量文献研究，运用德尔菲法分析得出肝肾亏虚、寒湿痹阻、瘀血阻滞、湿热痹阻为膝骨性关节炎常见中医分型。虚证为肝肾亏虚，实证为寒湿痹阻、瘀血阻滞、湿热痹阻。韩煜等[29]参照《中药新药临床研究指导原则》（2002 年版）将膝骨性关节炎证型分成三型：肝肾不足、筋脉瘀滞证；脾肾两虚、湿注骨节证；肝肾亏虚、痰瘀交阻证。赵成勇[30]认为，膝骨性关节炎属于"本虚标实""本痿标痹"，根据急则治其标，缓则治其本的原则，将其分为肝肾亏虚、风寒湿痹、痰瘀化热三型。陈哲等[31]认为肝、脾、肾三脏亏虚，风寒湿邪乘虚而入，正邪相搏，经络闭阻，气血不荣，是导致该病发生的重要内因。郭跃等[32]通过聚类分析，将膝骨性关节炎证候聚为三类：血瘀气滞型、脾肾阳虚型、肝肾亏虚型。文静[33]通过对中医文献的研究，总结出膝骨性关节炎的虚证包括肝肾亏虚型、气血亏虚型、脾胃气虚型；实证包括痰湿内阻型、风寒湿痹型、湿热痹阻型。杨青梅[34]将膝骨性关节炎证型分为三型，其中实证为气滞血瘀证，虚证为脾肾阳虚证和脾虚湿泛证。陈庆真[35]认为肾虚血瘀是膝骨性关节炎的基本病机，虚证有肾阳虚证和肝肾阴虚证，实证有瘀阻脉络证和寒湿阻络证。黄木全[36]分别对早、中、晚三期 KOA 患者的证素进行调查发现：早期证型为肾虚兼气滞血瘀，中期证型为脾肾亏虚兼湿邪下注或肝肾亏虚兼瘀血，晚期证型为肝肾亏虚兼痰瘀阻滞。刘维等[37]通过研究发现膝骨性关节炎的常见证候随着年代的变化没有发生明显改变，多为肝肾亏虚证、瘀血阻滞证、肝肾不足证和筋脉瘀滞证。李兆福等[38]研究发现中医证候类型与性别、年龄、病程、关节功能分级、X 线分级有关。黄科棣等[39]研究南昌地区膝骨性关节炎中医证候时发现常见证候是风寒湿痹证和肝肾亏虚证，少见证候是风湿热痹证。李具宝等[40-42]主张分期辨证膝骨性关节炎，初期多为瘀血阻络，中期属肝肾亏虚，后期为气阴两虚。瘀、寒、外湿、风、肾虚是期刊文献报道的膝骨性关节炎的常见病机因子[43,44]。姚共和等[45]认为肾阳虚证、瘀阻脉络证为 KOA 常见基本证候；寒湿阻络、肝肾阴虚、脾气亏虚等证候为该病多见基本证候；痰湿阻络、湿热阻痹证为该病少见基本证候；风胜行痹证为该病罕见基本证候。李兆福等[38]研究发现 X 线 1 级和 2 级的主要证候为气血两虚证、寒湿痹阻证和湿热阻络证，X 线 3 级的主要证候为痰瘀互结证。

总而言之，膝骨性关节炎中医证候主要包括以下十类：①肝肾亏虚；②寒湿痹阻；③气滞血瘀；④肝肾不足、筋脉瘀滞；⑤瘀血阻滞；⑥肝肾亏虚、痰瘀交阻；⑦风寒湿痹；⑧湿热痹阻；⑨阳虚寒凝；⑩脾肾两虚、湿注关节。

 第三节　膝骨性关节炎的中西医结合临床研究

2018 年版《骨关节炎诊疗指南》膝关节部分指出，减轻或消除疼痛、矫正畸形、改善或者恢复关节功能、延缓疾病进展、提高患者生活质量是膝骨性关节炎治疗的目的。该版指南明确了旧版指南中"合适的治疗方案"应为"阶梯化及个体化治疗"。

膝骨性关节炎治疗方法包括保守治疗和手术治疗，其中保守治疗包括基础治疗和药物治疗。基础治疗是指包含健康教育、物理治疗、运动治疗和行动支持等的一系列治疗方式，其中运动治疗需要在医生的指导下制订个体化的运动方案，如关节周围肌肉的力量训练、低强度的有氧运动，从而缓解疼痛，保持关节活动度，维持和改善关节功能，控制膝骨性关节炎的疾病进展。药物治疗主要包括非甾体类抗炎药物（nonsteroidal anti-flammatory drugs，NSAIDs）、对乙酰氨基酚、阿片类镇痛药、阿片类药物的复方制剂以及关节腔注射药物等的治疗。在 2018 年版指南中，药物治疗还增加了抗焦虑药和中成药的治疗。手术治疗包括保膝手术和膝关节置换手术。

对于早、中期膝骨性关节炎患者首选保守治疗。单纯西药保守治疗可能存在一定的药物不良反应，中医中药具有简便廉验、安全等特点，得到越来越多骨科医生的认可。中西医结合治疗膝骨性关节炎取得了显著疗效。

目前，临床报道中西医结合治疗膝骨性关节炎包括以下类型：

一、西药配合口服中药

单纯使用非甾体类抗炎药物、对乙酰氨基酚、阿片类镇痛药、阿片类药物等药物治疗膝骨性关节炎可以取得让人满意的效果，但是长期服用相关药物存在心血管疾病、胃肠道损伤等风险。中药口服是中医药治疗的常用方法之一，在中医学中占有重要地位。中药口服经胃肠道吸收后作用于全身，从而达到全身用药、整体调节的作用。西药配合口服中药可减少止痛药药物依赖，提高总体治疗的有效率。

邱红福等[46]研究指出，治疗膝骨性关节炎，与单纯使用塞来昔布治疗该病效果相比，结合中药方剂治疗效果更为显著。研究人员对该病采用塞来昔布联合独活寄生汤进行治疗，与单纯使用塞来昔布治疗效果进行对比，联合用药总有效率显著偏高。周小莉等[47]将 120 例肝肾亏虚型膝骨性关节炎患者随机分为两组，治疗组给予氨基葡萄糖联合独活寄生汤口服，对照组给予氨基葡萄糖口服，结果显示，经治疗后治疗组疗效明显优于对照组，差异有统计学意义，且应用超声观察显示治疗组膝关节积液较治疗前明显减少，关节滑膜厚度较治疗前有不同程度变薄。李青天[48]将 60 例膝骨性关节炎患者随机分为两组，治疗组采用寒痉汤联合塞来昔布治疗，对照组单纯口服塞来昔布治疗，比较两组膝关节功能、免疫球蛋白水平和不良反应发生状况，结果显示寒痉汤联合塞来昔布可增强膝骨性关节炎寒凝证患者膝关节功能，纠正机体免疫异常，促进康复，安全可靠。杨伟等[49]将 66 例老年膝骨性关节炎患者随机分为两组，对照组给予塞来昔布胶囊口服，观察组给予塞来昔布胶囊联合独活寄生汤治疗，共治疗 4 周，对比临床疗效、不良反应及治疗前后关节液中基质金属蛋白酶 – 3（MMP-3）、白介素 1β/6（IL-1β/6）、肿瘤坏死因子 – α（TNF-α）的含量等。结果显示：塞来昔布胶囊联合独活寄生汤组治疗有效性优于单纯口服塞来昔布胶囊组，且塞来昔布胶囊联合独活寄生汤组治疗后关节液中基质金属蛋白酶 – 3（MMP-3）、白介素 1β/6（IL-1β/6）、肿瘤坏死因子 – α（TNF-α）的含量下降水平优于对照组，差异具有统计学意义。王明贺[50]将 84 例老年膝骨性关节炎患者随机均分为口服塞来昔布组和塞来昔布联合补肾健膝汤组，对比两组治疗前后 VAS、WOMAC 评分以及 IL-6、

TNF-α 水平，统计两组治疗总有效率和不良反应发生率。结果显示治疗后塞来昔布联合补肾健膝汤组 VAS、WOMAC 评分以及 IL-6、TNF-α 水平均低于塞来昔布组，总有效率高于塞来昔布组，差异有统计学意义，两组不良反应发生率相当。

李志勇[51]选取广东省广宁县人民医院收治的膝骨性关节炎患者 160 例，随机分为观察组与对照组各 80 例，对照组患者采用塞来昔布治疗，观察组患者采用独活寄生汤联合塞来昔布治疗，比较两组患者临床疗效、视觉模拟评分（VAS）、奎森功能演算指数（Lequesne）评分、关节休息痛积分、关节压痛积分、关节肿胀积分及不良反应。结果显示，观察组患者总有效率为 97.50%，高于对照组的 82.50%；观察组患者 Lequesne 评分及 VAS 评分均低于对照组；观察组患者关节休息痛积分、关节压痛积分及关节肿胀积分均低于对照组；观察组患者不良反应总发生率为 5.00%，低于对照组的 16.25%。研究认为独活寄生汤联合塞来昔布治疗膝骨性关节炎的疗效较好，可有效提高关节恢复效果，减轻患者疼痛程度，安全性较高。

付贵龙等[52]选取膝关节骨性关节炎患者 90 例，随机分为对比组与试验组，每组 45 例，对比组予以塞来昔布治疗，试验组在对比组基础上予以自拟补肾健骨汤（处方组成：炙甘草 6 g，菟丝子、桑寄生、川芎各 12 g，山药 20 g，桑枝、独活、鹿角胶、地龙、延胡索、龟板胶各 10 g，熟地黄 30 g，川牛膝、山茱萸各 15 g。用水煎煮至 300 mL，每天 1 剂，分早、晚 2 次服用。以 1 周为 1 个疗程，连续给药 3 个疗程。对于气血瘀滞患者，在此基础上增加丹参 15 g，莪术、三棱各 12 g；对于热湿气重患者，在此基础上增加红藤 10 g、败酱草 15 g、忍冬藤 12 g；对于风寒湿痹患者，在此基础上增加川乌 20 g、薏苡仁 12 g、威灵仙 15 g）治疗，比较两组临床疗效、治疗前后视觉模拟评分（VAS）、关节肿胀评分、生活质量评分、炎症指标（白介素 -6、肿瘤坏死因子 -α），并观察两组不良反应发生情况。结果显示，试验组治疗总有效率高于对比组。治疗前两组 VAS 评分、关节肿胀评分、生活质量评分比较，差异无统计学意义，治疗后试验组 VAS 评分、关节肿胀评分低于对比组，生活质量评分高于对比组；治疗前两组白介素 -6、肿瘤坏死因子 -α 比较，差异无统计学意义，治疗后试验组白介素 -6、肿瘤坏死因子 -α 低于对比组；试验组不良反应发生率低于对比组。结果认为自拟补肾健骨汤联合塞来昔布治疗膝关节骨性关节炎的临床疗效确切，可减轻患者的疼痛和关节肿胀，降低炎性反应，提高患者生活质量，且安全性较高。

张康[53]将98例膝关节骨性关节炎患者随机分为观察组和对照组，每组49例，对照组给予塞来昔布胶囊治疗，观察组联合应用藤黄健骨胶囊治疗，两组疗程均为3个月。比较两组临床疗效，WOMAC评分及Lequesne-Mery评分，血清炎性因子（TNF-α、IL-6）及MMP-3、MMP-9水平，记录两组不良反应发生率。结果显示观察组总有效率为95.92%，高于对照组的79.59%；治疗后，两组患者WOMAC评分、Lequesne-Mery评分，血清TNF-α、IL-6、MMP-3、MMP-9水平明显低于治疗前，且观察组低于对照组；两组不良反应发生率相近。结果说明藤黄健骨胶囊联合塞来昔布胶囊治疗膝关节骨性关节炎安全有效。

鞠晓伟等[54]将解放军第989医院收治的风寒湿痹证膝骨性关节炎患者200例，按随机数字表法分为对照组和治疗组，每组各100例，对照组给予塞来昔布治疗，治疗组在对照组治疗基础上给予乌头汤加减。采用疼痛视觉模拟评分（VAS）、日本骨科协会（JOA）膝关节功能评价法、WOMAC评分、膝骨性关节炎严重程度指数（ISOA）对两组患者膝关节疼痛、功能及病情变化进行对照，并分析两组患者炎性因子水平变化及不良反应情况。结果显示，治疗后治疗组总有效率为95%，高于对照组的76%，差异有统计学意义；两组患者治疗后VAS评分较治疗前降低，JOA评分较治疗前升高，差异有统计学意义；治疗组治疗后VAS评分、JOA评分均明显优于对照组，两组比较，差异有统计学意义；两组患者治疗后WOMAC评分、ISOA评分、炎性因子水平均较治疗前降低，且治疗组WOMAC评分、ISOA评分、炎性因子水平均较对照组明显降低；治疗期间，两组均未出现药物相关性不良反应。结果认为乌头汤联合塞来昔布的中西医结合治疗可有效改善膝关节骨性关节炎患者的临床症状，提高临床治疗效果。

康凯等[55]选取96例膝骨性关节炎急性期患者，随机分为观察组和对照组，观察组48例采取四神煎联合双氯芬酸钠缓释胶囊治疗，对照组48例给予双氯芬酸钠缓释胶囊治疗，比较两组的视觉模拟评分（VAS）、膝关节功能评分（Lysholm）、生活质量量表（WHOQOL-BREF）、临床疗效。结果显示，两组治疗1周的VAS评分比较无显著差异，观察组治疗2周、3周、4周的VAS评分，均显著高于对照组治疗2周、3周、4周的VAS

评分；观察组治疗后的 Lysholm 总分，显著高于对照组治疗后的 Lysholm 总分；对照组 WHOQOL-BREF 总分，显著低于观察组 WHOQOL-BREF 总分；观察组总有效率 91.67%，显著高于对照组总有效率 77.08%。结果说明对膝骨性关节炎急性期患者采取四神煎与双氯芬酸钠缓释胶囊联合治疗，可显著缓解疼痛，改善膝关节功能，从而提高其生活质量。

二、西药配合中药外治

中药外治法可适用于膝骨性关节炎病程进展的多个时期，主要疗法包括中药外敷、中药熏洗、中药离子导入、中药蜡疗等。其所选用药物多根据患者证型合理配比，以达到温经通络、散寒除湿、强筋健骨、缓急止痛等作用。虽然各疗法均有各自特点，但众疗法均是将药物直接作用于病变局部，一方面加强了治疗效果，另一方面局部用药不经过消化道降解，且减少了肝脏的首过效应，从而减少了药物的毒副作用。

王海有等[56]用自制中药外熏洗并且口服氨糖美辛肠溶片治疗膝关节骨性关节病，与对照组单纯口服氨糖美辛肠溶片比较，治疗组治愈率优于对照组。许婷婷等[57]将 100 例膝关节骨性关节炎患者随机均分为口服塞来昔布组、塞来昔布联合中药熏蒸组。结果显示，塞来昔布联合中药熏蒸组总有效率明显优于单纯口服塞来昔布组。孔祥强等[58]将 60 例膝关节骨性关节炎患者随机分为观察组和对照组各 30 例，对照组患者予以口服塞来昔布胶囊治疗，观察组患者在对照组患者用药基础上联合活血止痛散外洗，比较两组患者临床疗效。结果显示，活血止痛散外洗联合口服塞来昔布胶囊治疗早、中期膝关节骨性关节炎效果优于单纯口服塞来昔布胶囊，其在改善患者膝关节功能方面更为明显，可有效降低复发率。王彧[59]将 60 例膝关节骨性关节炎患者随机分为神金散穴位贴敷配合口服塞来昔布组和单纯口服塞来昔布组，治疗 2 周，通过观察治疗前后的 VAS、WOMAC、Lequesne 评分和 IL-6、IL-17a、TNF-α、CRP、ESR 的指标变化来比较两组的治疗效果。结果显示：神金散穴位贴敷配合口服塞来昔布组患者治疗后的 WOMAC、Lequesne、VAS 评分和 IL-6、IL-17a、TNF-α、CRP、ESR 的指标均低于对照组患者。结果说明神金散穴位贴敷配合口服塞来昔布组疗效更佳。

严玲等[60]将 83 例膝关节骨性关节炎属脾肾两虚、湿注骨节证患者随机分为治疗组和对照组。对照组 41 例予口服双氯芬酸钠缓释胶囊治疗，治疗组 42 例在对照组基础上联合中药祛瘀通痹方外洗治疗。比较两组治疗前后膝关节功能跛行、支撑、膝软、肿胀、爬楼梯及下蹲评分变化情况，以及两组治疗前后膝关节疼痛视觉模拟评分（VAS）变化情况。结果显示，治疗组控显率 66.67%，总有效率 95.24%，对照组控显率39.02%，总有效率 90.24%，两组总有效率比较差异无统计学意义，但治疗组控显率明显高于对照组；两组治疗后膝关节功能跛行、支撑、膝软、肿胀、爬楼梯及下蹲评分与治疗前比较均明显升高，且治疗组治疗后膝软评分明显高于对照组；两组治疗后膝关节疼痛 VAS 评分与治疗前比较均明显降低，且治疗组明显低于对照组。其认为祛瘀通痹方外洗联合口服双氯芬酸钠缓释胶囊治疗膝关节骨性关节炎脾肾两虚、湿注骨节证临床疗效确切，可明显改善患者临床症状，促进膝关节功能恢复，缓解疼痛，提高疗效。

李凤国等[61]将 142 例被确诊的单侧中重度膝关节骨性关节炎患者随机分为观察组与对照组各 71 例。对照组给予复方双氯芬酸钠治疗，观察组在对照组治疗基础上采用中药外敷治疗。治疗前后分别采用 Lysholm 量表评价患者膝关节指标、视觉模拟评分（VAS）进行疼痛程度评价；检测血清中白介素 – 6（IL-6）、肿瘤坏死因子（TNF-α）和 C 反应蛋白（CRP）水平，评估两组患者临床疗效；记录两组患者治疗期间的不良反应发生率。结果显示观察组临床疗效显著高于对照组；治疗后观察组 Lysholm 评分明显高于对照组，中医症候积分与 VAS 评分明显低于对照组；观察组血清 IL-6、TNF-α 和 CRP 水平明显低于对照组；两组不良反应发生率情况比较无统计学意义。其认为中药外敷联合复方双氯芬酸钠治疗可降低中重度膝关节骨性关节炎患者炎症因子水平，改善膝关节功能，治疗效果较好。

熊兴勇等[62]选取老年膝关节骨性关节炎患者 62 例，随机分为观察组和对照组，每组各 31 例。对照组采用塞来昔布治疗，观察组采用中药罨包联合塞来昔布治疗。比较两组临床疗效、视觉模拟评分（VAS）、奎森功能演算指数（Lequesne）评分及血清学指标。结果显示，观察组临床治疗总有效率为 96.77%，高于对照组的 74.19%，差异有统计学意义；治疗 15 天后，两组 VAS 及 Lequesne 评分均低于治疗前，且观察组 VAS 评分及 Lequesne 评分均低于对照组；治疗后，观察组基质金属蛋白酶 – 3

（MMP-3）、基质金属蛋白酶抑制剂－1（TIMP-1）、肿瘤坏死因子－α（TNF-α）水平均低于对照组。其认为中药罨包联合塞来昔布治疗可进一步提升老年膝关节骨性关节炎的临床治疗有效率，减轻疼痛程度，改善关节功能，降低血清学指标水平。

三、西药配合针灸

针灸具有通经活络、调理气血、散寒止痛的作用，通过对局部病变组织的刺激，促使局部血管扩张，加速血液循环，促进炎症消失和瘀血的吸收，达到消除肿胀、缓解疼痛、改善关节功能的目的。李卫平等[63]曾报道运用电针治疗实验性兔膝骨性关节炎模型。实验发现电针能有效治疗膝骨性关节炎，且研究显示，治疗后关节腔中的炎症因子 IL-1β 和软骨中 MMP-1 的含量较治疗前均明显减少，与对照组比较均有统计学差异。

任兆林[64]将 64 例膝骨性关节炎患者分为对照组和观察组，各 32 例。对照组患者接受温针灸治疗，观察组患者接受温针灸联合塞来昔布治疗，比较两组患者治疗后 4 周及 12 周 20 m 步行 VAS 评分及 WOMAC 评分，评估两组患者的临床效果。结果显示，温针灸联合塞来昔布组患者治疗后 4 周及 12 周 VAS 评分及 WOMAC 评分均低对于对照组；温针灸联合塞来昔布组患者治疗总有效率高于对照组。结果说明与单一温针灸治疗相比，温针灸联合塞来昔布治疗膝骨性关节炎的疗效显著，可明显改善患者的疼痛程度，具有良好的临床近期和远期疗效，能够促进患者尽快恢复。庞青民[65]将 100 例膝骨性关节炎患者随机均分为对照组和观察组，对照组给予塞来昔布药物治疗，观察组给予温针灸联合塞来昔布治疗，对比两组患者的临床疗效及患者血清相关物质水平。结果显示，温针灸联合塞来昔布组治疗总有效率明显高于对照组；治疗后温针灸联合塞来昔布组血清 TGF-β 和 IGF-1 水平明显高于对照组，而 MMP-3、TIMP-1 水平明显低于对照组，差异具有统计学意义。结果说明温针灸联合塞来昔布治疗膝骨性关节炎，可改善患者血清相关物质水平，提高临床疗效。林树梁等[66]采用温针灸联合塞来昔布治疗膝骨性关节炎，结果显示，与单纯口服塞来昔布组比较，温针灸联合塞来昔布组总有效率更高，能有效改善膝骨性关节炎患者临床症状，修复膝关节受损软组织，且治疗安全性较高。

朱在波等[67]选择 94 例老年膝关节骨性关节炎患者为研究对象，将其随机分为治疗组和对照组，各 47 例。对照组患者接受口服双氯芬酸钠治疗，治疗组患者进一步联合应用针灸治疗，比较两组患者治疗前后疼痛、WOMAC 评分及生活质量的变化，同时比较血清肿瘤坏死因子–α（TNF-α）及白细胞介素–6（IL-6）水平的变化。结果显示，治疗后，血清 TNF-α、IL-6 水平在两组患者均有明显下降，且治疗组降低更加明显；治疗后，视觉模拟评分（VAS）及 WOMAC 评分在两组患者均有明显下降，且治疗组降低更加明显；治疗后，两组患者生活质量综合评定问卷（GQOL-74）中社会功能、心理功能、物质生活、躯体功能 4 个维度评分均有明显升高，且治疗组升高更加明显。其认为双氯芬酸钠联合针灸治疗老年膝关节骨性关节炎可以降低血清炎症因子水平，显著缓解疼痛症状及改善膝关节功能，提高患者的生活质量。

阮搬强[68]等将 218 例老年膝关节骨性关节炎患者分为两组，西药联合组规范口服盐酸氨基葡萄糖与双氯芬酸钠联合治疗，药针联合组在盐酸氨基葡萄糖与双氯芬酸钠联合治疗基础上联合温针灸治疗，对比两组疗效。结果显示，在治疗结束后 1 周、结束后 3 个月末的显效率，治疗结束后 1 周的治愈率方面，药针联合组均优于西药联合组，差异有统计学意义。其认为温针灸联合盐酸氨基葡萄糖与双氯芬酸钠中西医结合治疗老年膝关节骨性关节炎的疗效确切。

邹怡等[69]将 80 例膝关节骨性关节炎患者，随机分为对照组和研究组，各为 40 例。对照组给予塞来昔布胶囊进行治疗，研究组给予温针灸联合塞来昔布胶囊进行治疗，均连续治疗 8 周。观察两组疗效，骨代谢指标［骨保护素（OPG）、降钙素（CT）、骨钙素（BGP）］、炎性因子、量表评分［视觉模拟评分（VAS）、WOMAC 评分、Lysholm 膝关节评分］等情况，记录治疗期间的不良反应发生率。结果显示，研究组的临床总有效率高于对照组；研究组治疗 8 周后 VAS、WOMAC 评分较对照组低，Lysholm 膝关节评分较对照组高；研究组治疗 8 周后血清 OPG、BGP 较对照组高，两组血清 CT 水平治疗 8 周后对比差异无统计学意义；研究组治疗 8 周后血清 IL-6、IL-17、IL-18 较对照组低；两组不良反应总发生率组间对比差异无统计学意义。结果说明温针灸联合塞来昔布胶囊治疗膝关节骨性关节炎患者，可有效减轻疼痛，促进膝关节功能恢复，同时还可抑制炎症因子，优化治疗效果。

四、关节腔注射配合中医治疗

郭志明[70]对 60 名膝骨性关节炎患者进行随机分组，治疗后发现玻璃酸钠注射联合针刀的观察组比单纯的玻璃酸钠注射的治疗组疗效更好。杨榕等[71]将 96 例老年退行性膝关节骨性关节炎患者随机分为观察组和对照组，对照组采用玻璃酸钠腔内注射治疗，观察组采用针灸联合玻璃酸钠腔内注射治疗。对比两组患者临床疗效、步行距离、僵硬度综合指数（WOMAC）评分及 20 m 步行痛改善情况。结果显示，针灸联合玻璃酸钠腔内注射组治疗总有效率显著高于对照组；治疗后，针灸联合玻璃酸钠腔内注射组 6 min 步行距离显著大于对照组；两组 WOMAC 评分与 20 m 步行痛评分均较治疗前下降，但针灸联合玻璃酸钠腔内注射组显著低于对照组。结果说明针灸联合玻璃酸钠腔内注射治疗老年退行性膝关节骨性关节炎效果显著，可有效改善膝关节功能、减轻临床症状、降低疼痛评分。张栋良等[72]亦采用玻璃酸钠关节腔注射联合针灸治疗膝骨性关节炎患者。结果显示，与玻璃酸钠关节腔注射治疗组比较，治疗后玻璃酸钠关节腔注射联合针灸治疗组的 LKSS 评分显著高于对照组，VAS 评分显著低于对照组。结果说明玻璃酸钠关节腔注射联合针灸可以明显改善患者的膝关节功能、缓解患者疼痛。

谢寒等[73]选取重庆三峡医药高等专科学校附属医院中医分院针灸科收治的中医辨证为湿热内蕴型膝关节滑膜炎患者 60 例，随机分为 A 组、B 组、C 组，各 20 例。A 组予清热祛湿散外敷结合玻璃酸钠关节腔注射治疗，B 组予清热祛湿散外敷治疗，C 组予玻璃酸钠关节腔注射治疗；外敷每日 1 次，关节腔注射每周 1 次，连续治疗 5 周为 1 个疗程。结果显示，治疗后，A 组主要症状、次要症状积分均明显低于 B 组和 C 组，A 组总有效率明显高于 B 组和 C 组（95.00% 比 80.00%、85.00%），B 组和 C 组比较均无显著差异。其认为中药外敷结合玻璃酸钠关节腔注射治疗湿热内蕴型膝关节滑膜炎疗效良好，有助于改善症状。

叶亦家[74]将 80 例风湿热痹型膝骨性关节炎患者随机分为对照组和治疗组，每组各 40 名。治疗组以玻璃酸钠关节腔注射配合外敷自制四黄散，对照组关节腔注射玻璃酸钠，治疗 4 周后分别观察每组的总有效率、VAS 疼痛评分，WOMAC 评分、Lysholm 膝关节评分。结果显示，经 4 周治疗后，治疗组和对照组总有效率分别为 87.50%、57.50%，治疗组总有效率明显优于对照组；两组治疗后 VAS 评分、WOMAC 评分均低于治疗前，且治疗组各项评分明显低于对照组；同时，治疗组患者 Lysholm 评分明显高于对照组，两组各项评分相比均具有统计学意义。结果说明四黄散外敷配合玻璃酸钠关节腔注射可以明显减轻风湿热痹型膝骨性关节炎患者的临床症状。

陈进[75]选取膝骨性关节炎患者 138 例，按治疗方式分为两组，对照组 75 例采用玻璃酸钠膝关节腔注射治疗，中药熏蒸组 63 例采用中药熏蒸联合玻璃酸钠膝关节腔注射治疗。治疗 5 周后观察两组临床疗效、膝关节功能、疼痛及不良反应的差异，选择两组治疗 5 周后治愈和显效的患者进行 1 年的疾病复发随访。结果显示，治疗 5 周后，与对照组相比，中药熏蒸组总有效率更高（98.4% 比 88.0%），Lysholm 膝关节评分提高，目测类比评分降低，不良反应发生率降低（6.3% 比 18.7%）。随访结果显示，中药熏蒸组治疗后 1 年内疾病总复发率和累积复发率显著低于对照组。其认为中药熏蒸联合玻璃酸钠膝关节腔注射可有效改善膝骨性关节炎患者的膝关节功能，降低治疗后 1 年内的复发率，预后作用较好。

王小川[76]将 90 例膝关节骨性关节炎患者随机分为对照组和观察组，两组各 45 例，两组均关节腔注射玻璃酸钠注射液，观察组加用中药湿热敷。结果显示，治疗 2 周后和 5 周后观察组 VAS 评分、临床疗效均优于对照组，说明中药湿热敷联合玻璃酸钠关节腔注射治疗膝关节骨性关节炎起效快、疗效好，优于单用玻璃酸钠关节腔注射。

陈庭瑞等[77]选 75 例膝骨性关节炎患者作为研究对象，按随机数字表法分为研究组 38 例及对照组 37 例。两组关节腔均注射玻璃酸钠注射液，研究组加用中药熏洗治疗，两组均治疗 4 周。观察两组临床疗效，比较两组治疗前、治疗第 1 周、治疗第 4 周后的肿胀度；比较两组治疗前后西安大略和麦克马斯特大学骨关节炎指数评分（WOMAC）量表；比较两组治疗前、治疗 4 周后血浆 D - 二聚体（D-dimer）、血清 C - 反应蛋白（CRP）及血沉（ESR）水平。结果显示，研究组总有效率为 97.37%，对照组为 86.49%，两组比较，差异有统计学意义。治疗第 1 周、第 4 周后，两组肿胀度均低于治疗前；治疗第 1 周、治疗第 4 周的同一时间段，研究组肿胀度均低于对照组，差异有统计学意义。治疗 4 周后两组疼痛程度、僵硬程度、关节功能受损评分及总分均较治疗前下降，研究组上述 4

项评分均低于对照组，差异均有统计学意义。治疗 4 周后，两组 D-dimer、CRP、ESR 指标值均较治疗前下降，研究组上述 3 项指标值均低于对照组，差异均有统计学意义。结果显示，中药熏洗联合玻璃酸钠注射液对膝骨性关节炎疗效较好，能缓解膝关节疼痛、僵硬，改善膝关节功能。

曹亮等[78]将 212 例经临床及影像学确诊为膝关节骨性关节炎患者随机分为两组，对照组应用膝关节腔内注射玻璃酸钠配合口服氨基葡萄糖胶囊，治疗组采用舒筋活络散热敷联合玻璃酸钠腔内注射治疗，连续治疗 5 周后，对两组患者骨关节炎指数量表评分、Lysholm 评分、总有效率等进行综合评定。结果显示，治疗组关节僵硬、膝关节活动受限、Lysholm 评分、总有效率显著优于对照组。其认舒筋活络散热敷联合玻璃酸钠腔内注射治疗膝关节骨性关节炎具有显著疗效、安全可靠，直达病灶，不经胃肠道给药，避免了药物首过消除作用，且操作简单方便，值得临床推广应用。

五、其他中西医结合治疗

陈新伟等[79]采用关节镜下清理术联合中草药外敷治疗中老年膝骨性关节炎，结果显示，与单纯关节镜下清理术组比较，关节镜下清理术联合中草药外敷组患者总有效率更高。刘医鸣[80]采用壮筋束骨丸联合 PRP 技术治疗早中期膝骨性关节炎，结果显示壮筋束骨丸联合 PRP 技术组疗效优于单纯口服壮筋束骨丸组及单纯 PRP 技术治疗组。许冠伟等[81]将 68 例早期及中期膝骨性关节炎患者分为试验组和对照组，每组各 34 例。试验组患者采用关节镜下清理手术联合中药熏洗治疗，对照组患者采用关节镜下清理手术治疗，比较两组患者的治疗效果、治疗前及治疗后 1 个月的膝关节相关功能评分、疼痛感受评分以及治疗满意度。结果显示，关节镜下清理手术联合中药熏洗治疗组好转及治愈率高于对照组；试验组治疗后 1 个月的膝关节相关功能评分高于对照组；试验组治疗后 1 个月疼痛感受评分低于对照组，差异有统计学意义；试验组治疗满意度高于对照组。其认为早期及中期膝骨性关节炎患者采取关节镜下清理手术联合中药熏洗治疗疗效显著，有助于改善膝关节功能、减轻疼痛、提高治疗满意度。

第四节　中药复方治疗膝骨性关节炎的基础研究

近年来，随着我国经济的快速发展和人们生活水平的不断提高，人均寿命不断延长，人口的老龄化比率不断上升，膝关节骨性关节炎的发病率也随之呈逐年增长趋势。长期的膝关节疼痛与活动受限，不仅对患者的生活质量造成巨大影响，而且给患者家庭、社会及国家带来了巨大的经济负担[82-84]。研究发现，在膝骨性关节炎的诊断中，亚阈值人群占有很大的比例，故早期预防膝骨性关节炎是非常有必要的。中医药在预防膝骨性关节炎的进展中具有十分重要的意义[85]。中医药治疗膝关节骨性关节炎不但能降低患者的全膝关节置换手术风险，且中医药的使用时间越长，其疗效越好[86,87]。总的来说，中医药较西药或是手术来说具有简便效廉的优势，减轻了患者经济负担，提高了其生活质量。不过，中医药对于治疗膝骨性关节炎虽然具有明显的治疗作用，但是其具体的作用机制尚未完全明确，大多数中药疗效研究在方法学上存在不足，相关的实验研究也正在努力挖掘和探索中。

一、补肾活血类汤剂

中医认为，外力致伤膝部，脉络受损，血不循经，溢于脉外而为瘀血，瘀血阻络，筋脉凝滞；或风寒湿邪侵入机体，郁滞患处，湿凝成痰，痰瘀互结，凝滞筋脉，筋脉失养，筋节挛缩使关节功能障碍；或因年高体虚、肝肾不足、慢性劳损、筋脉关节失养或邪停经络，久则影响气血运行，气滞血瘀，留着关节所致。多数学者认为本病宜以补肾活血作为主要治疗原则。

张峰等[88]研究发现补肾活血汤能改善 TNF-α、IL-1β 及 MMP-1 的浓度状况，对大鼠膝骨性关节炎性反应起到了重要的作用，并且这种作用的强度与剂量具有相关性，随着剂量的增加而上升。陆洋等[89]研究也证实了运用补肾活血方确实能够有效地治疗大鼠膝关节骨性关节炎，明显地改善关节软骨退变。大量临床研究也证实了补肾活血方通过降低 KOA 患者的 IL-6、TNF-α 及 NO 等炎性反应因子水平，能明显改善关节软骨退变、缓解疼痛，进而调节膝关节功能，并且能降低不良反应的发生率[90-92]。冯海鹏等[93]用补肾活血汤治疗老年膝骨性关节炎患者，探讨补肾活血汤对骨关节炎指数评分及炎症反应的影响。结果显示，补肾活血汤可有效降低老年膝骨性关节炎患者的 WOMAC 及 VAS 评分，明显降低血沉、C-反应蛋白水平，显著改善老年膝骨性关节炎患者炎症状态，缓解疼痛，控制病情。

袁忠治等[94]将 20 只白兔随机分为用药组和对照组，两组每只动物均随机选取一侧膝关节切断其前交叉韧带，另一侧膝关节做假手术，选取 13 种常用的补肾活血中药制成口服液，术后 4 周开始口饲给药或生理盐水，每 2 天 1 次，4 周内共 14 次。口饲 4 周后做双侧膝关节大体形态学观察，测量股骨内髁软骨厚度和面积、关节滑膜细胞层厚度。结果显示，两组伤侧股骨内髁表面可见纤维沉积、骨赘和骨刺，滑膜增厚和充血，用药组较对照组明显；对照组伤侧软骨厚度和面积明显减少；两组伤侧股骨内髁滑膜细胞层明显增厚。其认为补肾活血中药可明显减轻实验性骨性关节炎关节软骨的缺损。于娟等[95]通过手术法复制兔膝骨性关节炎模型并给予补肾活血中药干预治疗，检测组织结构病变修复及对软骨损伤具有重要作用的炎症细胞因子在病变过程中的表达，以明确补肾活血中药对其的调节作用。研究发现补肾活血方可降低 IL-1β 含量，在关节炎早期可降低 MMP-2 和 TNF-α，并可改善软骨组织形态从而保护关节软骨。研究认为，在炎性环境下，软骨细胞异常活跃，细胞外基质重塑加快，可引起软骨细胞生物力学环境的改变，进而加速了关节炎进程。通过实验检测不同年龄段老鼠膝软骨中 MMP-1、COL1 和 COL2 的表达，结果显示，喂食补肾活血中药材的药物组老鼠，COL2 的表达比对照组有所增加。研究认为补肾活血中药在一定程度上能够刺激 COL2 的生成、促进软骨的修复，延缓或者改善关节炎的发生与发展。

二、右归饮

右归饮出自《景岳全书》，主要由熟地黄、山药、山茱萸、枸杞子、炙甘草、姜制杜仲、肉桂、制附子 8 味中药组成，具有温补肾阳、填精补血的功效[96]。唐国根等[97]实验研究证实右归饮能够通过降低 IL-1β 和 TNF-α 的表达，从而缓解膝骨性关节炎关节疼痛。黄杨等[98]实验研究发现右归饮组大鼠的血清 IL-1β、TNF-α、诱导型一氧化氮合酶（inducible nitric oxide synthase，iNOS）等炎性因子水平明显降低，表明右归饮能诱导大鼠膝关节滑膜自噬表达上调，从而减少细胞的凋亡，缓解炎性浸润，减轻软骨细胞破坏。

俞喆[99]通过研究加减右归饮对兔膝骨性关节炎软骨细胞凋亡及其调控基因 Bax、Bcl-2 表达的影响发现：①加减右归饮对维持兔膝软骨的形态完整有一定的作用，从而能够有效地抑制骨性关节炎的加重。②加减右归饮可以明显降低兔膝骨性关节炎关节软骨细胞的凋亡率，进而起到保护关节软骨细胞、延缓疾病发生发展的作用。③加减右归饮在兔膝骨性关节炎的软骨细胞凋亡过程中干预了某些基因表达途径：可能促进对跨膜 Bax 有抑制作用的基因的表达，以达到抑制 Bax 表达的目的，从而抑制软骨细胞的凋亡；通过促进 Bcl-2 相关抗凋亡基因的表达，可能协同增加 Bcl-2 的表达，从另一个途径抑制软骨细胞的凋亡。

张宇等[100]将 143 例患者随机分为观察组 74 例和对照组 69 例，对照组采用硫酸氨基葡萄糖治疗，观察组采用右归饮加减治疗。结果显示，对照组的近期有效率为 85.51%，低于观察组（95.95%）；对照组的远期有效率为 78.26%，低于观察组（90.54%），差异有统计学意义；与对照组相比，观察组治疗 4 周后血清 IL-6、TNF-α 水平和 NRS 评分、WOMAC 评分、中医证候总分均显著降低，ADL 评分显著升高。其认为右归饮对肾阳虚型膝骨性关节炎老年患者的近远期疗效确切，可减少炎症因子，改善膝骨性关节炎患者临床症状。

杜文喜等[101]通过研究右归饮抑制大鼠破骨细胞作用的分子机制发现，右归饮可能通过调控 AnxA2、IL-1β 基因来抑制破骨细胞骨吸收活性，从而抑制类风湿关节炎的膝关节骨破坏。

马春涛等[102]通过分离兔胫骨和股骨骨髓细胞，传代培养得到兔骨髓间充质干细胞（BMSCs），将兔 BMSCs 分为对照组、诱导组和右归饮低、中、高剂量组，检测 BMSCs 细胞中 II 型胶原、聚集蛋白多糖 mRNA 和蛋白表达情况，筛选右归饮后续实验浓度。将膝关节软骨损伤模型兔随机分为 5 组，每组 6 只，其中右归饮组将经筛选浓度的右归饮诱导 1 周的 BM-

SCs - 纤维蛋白胶复合物植入兔软骨缺损部位；TGF-β1 组将经转化生长因子 β1（TGF-β1）诱导 1 周的 BMSCs - 纤维蛋白胶复合物植入兔软骨缺损部位；纤维蛋白胶组将纤维蛋白胶植入兔软骨缺损部分；模型组缺损旷置；另设正常对照组不做任何处理。各组均干预 8 周后，取膝关节软骨缺损部位，通过大体观察、HE 染色及 Wakitani 评分评估软骨损伤修复效果。结果显示，与对照组比较，右归饮中、高剂量组 II 型胶原蛋白、聚集蛋白多糖 mRNA 和蛋白水平均明显上调，且以右归饮高剂量组效果最好，故选右归饮 400 mg/mL 进行后续实验。正常对照组兔膝关节形态正常，表面光滑，无损伤。模型组兔膝关节软骨缺损处呈暗红色，软骨缺损处组织结构不规则，未见软骨细胞，仅可见少量纤维组织，软骨组织 Wakitani 评分升高。纤维蛋白胶组兔膝关节软骨缺损面积变小，软骨缺损处有修复填充物，Wakitani 评分降低。与纤维蛋白胶组比较，右归饮组和 TGF-β1 组兔膝关节软骨缺损基本修复完整，修复部位 HE 染色与周边正常组织较为接近，可见大量软骨细胞，出现软骨陷窝结构，软骨组织 Wakitani 评分降低。结果说明右归饮可诱导兔 BMSCs 的成软骨分化，其所诱导的 BM - SCs - 纤维蛋白胶复合物对兔膝关节软骨缺损修复具有促进作用。

王刚等[103]探讨加减右归饮对膝骨性关节炎模型大鼠膝关节软骨退变的影响，将 120 只 SD 雄性大鼠随机分成假手术组、模型组、加减右归饮组及阳性对照组，每组 30 只。采用 Hulth 法将模型组、加减右归饮组及阳性对照组大鼠构建成膝骨性关节炎大鼠模型，假手术组仅打开关节腔；成功造模后，加减右归饮组给予加减右归饮灌胃，阳性对照组给予双醋瑞因（溶于蒸馏水）灌胃，假手术组、模型组给予等量蒸馏水灌胃，给药 6 周。给药结束后，观察大鼠膝关节影像学表现、血流变学改变、关节液肿瘤坏死因子 - α（TNF-α）水平、膝关节苏木素 - 伊红（HE）染色病理学改变及 Mankin's 评分。结果显示，模型组大鼠影像学可见膝关节退行性改变、全血高切黏度、TNF-α 水平均较假手术组明显升高；加减右归饮组与阳性对照组影像学的膝关节退行性程度、全血高切黏度、TNF-α 水平均低于模型组，但仍高于假手术组，而 2 个治疗组比较，差异均无统计学意义。其结果说明加减右归饮可减轻膝骨性关节炎模型大鼠膝关节软骨退变。

三、乌头汤

乌头汤出自《金匮要略》："病历节不可屈伸，疼痛，乌头汤主之。"其主要由麻黄、芍药、黄芪、甘草、川乌组成，具有散寒祛湿、除痹止痛之功，主治寒湿历节[104]。陈俊等[105]通过乌头汤对膝骨性关节炎模型大鼠的治疗研究发现，乌头汤可通过调控 TLR-4/NF-κB 信号通路，进而调节炎症相关因子 iNOS、TNF-α、IL-6 的表达，抑制膝骨性关节炎滑膜炎症反应，起到治疗膝骨性关节炎作用。

口维敏[106]等通过研究乌头汤加减内服外敷治疗退行性膝骨性关节炎发现，乌头汤能减轻关节疼痛并改善其功能，从而改善患者患肢的运动能力，提高临床疗效。其认为乌头汤以制川乌、细辛为君药，大辛大热，走而不守，能通十二经脉，外通皮腠而除表寒，内达下元而温痼冷，善祛表里之风寒湿邪，专搜筋骨阴霾之邪气，有温经散寒止痛的作用。麻黄为臣药，能祛风发汗宣痹；白芷辛温气芳香，具有祛风除湿、活血止痛、缓急止痛、利关节屈伸的作用；黄芪益气固卫，助麻黄、川乌、细辛温经止痛，又可防麻黄过于发散，有扶正祛邪作用，三药共用为佐药。炙甘草为使，既能助黄芪益气，又能减弱川乌毒性。诸药合用共奏温经散寒、祛湿止痛之效。

以往研究显示，乌头汤能使患者体内的氧化还原水平降低，进而减轻或避免患者关节炎的进一步发展和恶化。乌头汤还能降低膝关节骨性关节炎患者体内 TNF-α 水平，TNF-α 是一项衡量体内炎性反应强度的因子，其含量降低说明患者体内炎性反应降低，其炎症水平降低提示疾病正在发生根本性好转，说明乌头汤可以从根本上治疗膝关节骨性关节炎。

（四）独活寄生汤

独活寄生汤出自《备急千金要方》，主要由独活、桑寄生、杜仲、牛膝、细辛、秦艽、茯苓、肉桂心、防风、川芎、人参、甘草、当归、芍药、干地黄组成，具有祛风湿、止痹痛、益肝肾、补气血之功，主治肝肾两亏、气血不足、风寒湿邪外侵、腰膝冷痛、酸重无力、屈伸不利，或麻木偏枯、冷痹日久不愈。

赵林灿等[107]以膝关节骨性关节炎模型大鼠为研究对象，通过观察发现：独活寄生汤高剂量组大鼠血清中 TNF-α、IL-1β 和透明质酸（HA）含量明显下降，PERK、Bip、Caspase-9 的 mRNA 表达水平明显降低，大鼠膝关节软骨局部裂隙缺损有明显好转。这说明独活寄生汤可通过抑制关节炎症反应，进而下调 PERK/Bip 信号通路，减少软骨细胞凋亡。肖迪等[108]研究发现，予独活寄生汤的大鼠膝关节软骨炎性细胞浸润减轻，血清中 IL-1、TNF-α 等炎症因子表达下降，进而下调 NF-κB 信号通路，抑制关节炎症反应。

刘英杰等[109]将 24 只兔随机分为对照组和治疗组，各 12 只，采用兔膝关节腔内注入木瓜蛋白酶造成骨关节炎的病理模型，以独活寄生汤浓缩液喂食饲养，于治疗后 1 周、3 周、5 周分别抽取关节液，采用双抗体夹心酶联免疫吸附法（ELISA），分别测定兔膝关节液中 IL-1 及 TNF 表达水平。结果显示，治疗后 1 周，膝关节液中即可检测到 IL-1 及 TNF 的表达，对照组在 3 周时达到高峰，5 周时略有回落；治疗组数值与对照组比较均见下降，1 周时下降差异无统计学意义，3 周、5 周时下降差异有统计学意义。其认为独活寄生汤能降低骨性关节炎中 IL-1 及 TNF 的表达水平，从而起到治疗膝关节骨性关节炎的作用。

陈维等[2]将 30 只新西兰大耳兔随机分成正常组、模型组和独活寄生汤组，采用制动法复制膝骨性关节炎模型，独活寄生汤组予独活寄生汤灌胃，其余两组予生理盐水灌胃。连续治疗 6 周后，测定各组兔膝关节液 TNF-α、IL-6 和 MMP-1 表达水平。结果显示，治疗 6 周后，独活寄生汤组与模型组比较，关节液中 TNF-α、IL-6 和 MMP-1 水平明显降低，说明独活寄生汤能抑制 IL-6、TNF-α、MMP-1 的释放，从而减轻滑膜炎症，降低其对关节软骨的破坏，延缓关节软骨的退变。

商施锞[110]将 80 例膝关节骨性关节炎患者随机分为对照组和治疗组，每组 40 例。对照组给予盐酸氨基葡萄糖胶囊口服治疗，治疗组增加服用独活寄生合剂，两组均连续治疗 8 周。观察两组患者治疗前后 WOMAC 量表评分变化，使用 WORMS 积分进行放射学的疗效评估，应用 ELISA 法检测患者治疗前后血清中软骨代谢标志物——软骨寡聚基质蛋白（COMP）与蛋白聚糖水平。结果显示，膝关节骨性关节炎患者血清中 COMP 和蛋白聚糖含量较健康对照组明显升高；COMP 和蛋白聚糖含量与患者的体重指数、年龄、X 线 K-L 分级、WOMAC 评分均呈正相关。治疗组总有效率为 86.84%，较对照组（71.79%）明显升高。与治疗前比较，两组患者的 WOMAC 评分改善，膝关节 WORMS 积分降低，COMP 和蛋白聚糖含量均下降。治疗后治疗组的 WOMAC 评分、WORMS 积分、COMP 和蛋白聚糖含量较对照组明显改善，说明膝关节骨性关节炎患者血清中的 COMP 和蛋白聚糖含量均较正常人增高，其作为生物标记物对于骨关节炎的诊断有一定临床意义。COMP 和蛋白聚糖的升高与体重指数、年龄、X 线 K-L 分级、WOMAC 评分具有相关性，说明独活寄生汤能降低软骨代谢标志物 COMP 和蛋白聚糖的含量，对膝关节骨性关节炎患者的软骨起保护作用，改善患者膝关节的影像学损害，可有效缓解膝关节骨性关节炎的临床症状。

冯雍等[111]将 40 只实验用新西兰大白兔分为对照组、模型组、独活寄生汤低剂量组、独活寄生汤高剂量组和玻璃酸钠组，每组各 8 只，采用改良伸直位石膏固定兔膝关节造模，造模后立即干预，独活寄生汤组浓缩液给药，每日 1 次；对照组关节内注射玻璃酸钠注射液，每关节注射 0.5 mL，1 周 1 次，造模 8 周。采用双抗体夹心酶免疫吸附法（ELISA）和免疫组化法，分别测定兔膝关节液中的 IL-1β、TNF-α 表达水平以及 II 型胶原的表达水平。结果显示，兔膝骨性关节炎造模后，兔的 Mankin 评分明显升高，独活寄生汤和玻璃酸钠可降低 Mankin 评分，说明独活寄生汤可以通过降低关节液中 IL-1β、TNF-α 的水平以及保护 II 型胶原以对兔膝骨性关节炎起到防治作用。

杨卫华[112]将 50 例住院患者随机分为两组，对照组采用塞来昔布治疗，治疗组采用独活寄生汤（独活、桑寄生各 30 g，当归、川芎、白芍、肉桂各 12 g，甘草、细辛各 6 g，熟地黄、川牛膝、杜仲、党参、鸡血藤、茯苓各 15 g，疼痛及膝关节红肿加羌活、忍冬藤、延胡索各 15 g）治疗，连续治疗 3 个月为 1 个疗程，观测临床症状、膝关节功能评分、疼痛评分、不良反应。结果显示，治疗组总有效率为 88.00%，高于对照组总有效率（48.00%）；膝关节功能评分、疼痛评分两组均明显改善，治疗组改善优于对照组。结果说明独活寄生汤治疗膝骨性关节炎疗效满意，无严重不良反应。

廉荣等[113]将 68 例膝骨性关节炎患者作为研究对象，随机将其分为对照组与观察组。对照组患者进行常规西药治疗，观察组患者给予独活寄生汤治疗，比较两组患者临床治疗效果。结果显示，观察组患者血浆 hs-

CRP、IL-6、TNF-α 均明显下降，且优于对照组患者；观察组患者治疗总有效率为 97.0%，明显高于对照组患者（70.5%）。其认为针对膝骨性关节炎患者，采用独活寄生汤进行治疗，临床治疗效果显著，不良反应较少，能有效改善患者病情，提升患者生活质量。

何龙[114]将 86 例肾不足型膝关节骨性关节炎患者，随机分为治疗组和对照组，对照组以透明质酸钠注射关节腔，治疗组加用独活寄生汤离子导入治疗。治疗前后观察中医疗效积分、膝关节功能评分；检测 OPN、IL-1β、TGF-β、NO 水平表达变化。结果显示，治疗 4 周后，治疗组总有效率明显高于对照组；治疗组疼痛 VAS 评分、膝关节功能评分明显优于对照组。结果说明，独活寄生汤离子导入可以改善膝关节骨性关节炎患者的中医证候积分，减轻疼痛，下调膝骨性关节炎患者的血清 OPN、IL-1β、TGF-β、NO 水平的表达。

五、阳和汤

阳和汤出自《外科证治全生集》："夫色之不明而散漫者，乃气血两虚也；患之不痛而平塌者。毒痰凝结也。治之之法，非麻黄不能开其腠理，非肉桂、炮姜不能解其寒凝，此三味虽酷暑不可缺一也。腠理一开，寒凝一解，气血乃行，毒亦随之消矣。"阳和汤由熟地黄、肉桂、白芥子、姜炭、生甘草、麻黄、鹿角胶组成。阳和汤证多由素体阳虚、营血不足、寒凝湿滞所致，治疗以温阳补血、散寒通滞为主。痹阻于肌肉、筋骨、血脉所致，故局部或全身呈一系列虚寒表现。方中重用熟地黄，滋补阴血、填精益髓；配以血肉有情之鹿角胶，补肾助阳、益精养血。两者合用，温阳养血，以治其本，共为君药。少佐以麻黄，宣通经络，与诸温和药配合，可以开腠理，散寒结，引阳气由里达表，通行周身。甘草生用为使，解毒而调诸药。综观全方，补血与温阳并用，化痰与通络相伍，益精气、扶阳气、化寒凝、通经络，温阳补血以治本，化痰通络以治标。用于阴疽，犹如离照当空，阴霾自散，故以"阳和"名之。

王文波等[115]观察加味阳和汤对早期膝骨性关节炎兔关节软骨的影响，将 30 只 6 月龄普通级健康新西兰大白兔随机分为空白组、模型组和实验组，每组 10 只。除空白组外，其余两组动物均按照改良 Hulth 法对右侧膝关节进行早期膝骨性关节炎造模；造模成功后，实验组动物以加味阳和汤灌胃，模型组动物以等量生理盐水灌胃，连续 4 周；药物干预结束后，对膝关节进行 X 线检查和解剖学大体观察，并于胫骨平台内侧取关节软骨制作 HE 染色切片，光镜下观察软骨改变，按照 Mankin 评分标准进行评分。结果显示，①X 线观察：空白组兔膝关节间隙对称，关节面光滑平整，无明显增生；模型组可见膝关节内侧间隙基本消失，呈内翻畸形，股骨内侧髁变大，胫骨内侧平台不平整，股骨内髁及胫骨内侧平台可见大量增生骨赘；实验组可见膝关节间隙不平整，内侧间隙变窄，程度较模型组轻，股骨内髁、胫骨内侧平台有少量骨赘形成，但较模型组变化小。②解剖学大体观察：按软骨形态退化程度由轻至重分级，空白组 Ⅰ 级 9 只、Ⅱ 级 1 只，模型组 Ⅱ 级 3 只、Ⅲ 级 7 只，实验组 Ⅱ 级 5 只、Ⅲ 级 5 只；3 组兔膝关节软骨形态比较，空白组最好、实验组次之、模型组最差。③镜下观察：3 组兔关节软骨 Mankin 评分组间比较差异有统计学意义；空白组评分低于模型组和实验组，模型组评分高于实验组。其结果说明，加味阳和汤可抑制早期膝骨性关节炎兔关节软骨的退变，这可能是其治疗早期膝骨性关节炎的作用机制之一。

冀海军等[116]探讨阳和汤含药血清对膝骨性关节炎兔膝软骨 MMP-1、MMP-3 和 TIMP-1 表达的影响。按照阳和汤药配方水煎阳和汤汤剂，将 10 只新西兰大白兔随机分为两组，每组 5 只，含药血清制备组兔每只灌胃阳和汤 50 mL，早晚各灌胃 1 次，连续 3 d，空白组灌胃等剂量蒸馏水；末次灌胃 3 h 后，腹主动脉取血，分离血清备用。将 30 只白兔随机分为假手术组、模型组和阳和汤含药血清治疗组，每组 10 只。采用改良 Hulth 法制备关节炎模型，治疗组兔子右膝关节腔注射 1.5 mL 含药血清，每日 1 次；假手术组和模型组注射等剂量的普通血清，连续注射 7 d。兔处死后取右膝软骨组织通过 HE 染色进行病理分析和 Tunel 染色进行凋亡分析，商业试剂盒检测丙二醛（MDA）、超氧化物歧化酶（SOD）和乳酸脱氢酶（LDH）水平；Westernblot 分析软骨组织中 Bcl-2、Bad、cleaved caspase-3、MMP-1、MMP-3 和 TIMP-1 表达。病理分析结果显示，与模型组相比，治疗组兔膝关节软骨损伤明显改善，Tunel 染色显示凋亡细胞比例明显降低，同时软骨组织中 MDA 和血清中 LDH 的水平明显降低，SOD 含量显著上升。Westenblot 分析结果显示，与模型组相比，治疗组兔软骨组织中 MMP-1 的表达量明显降低，MMP-3 和 TIMP-1 蛋白表达显著提高，说明阳和汤含药血清能够通过降低 MMP-1 的表达，上调 MMP-3 和 TIMP-1 的表达改善兔膝骨性关节炎软骨损伤。

黄泽灵等[117]基于 Wnt/β-catenin 信号通路探讨阳和汤对兔膝骨性关节炎模型的作用机制，将 4 ～ 6 月龄新西兰兔随机分为空白组、模型组、塞米昔布组和阳和汤组，每组 6 只。除空白组外，其余各组膝关节腔内注射木瓜蛋白酶造模，造模成功后，阳和汤组予阳和汤灌胃，塞米昔布组予塞米昔布灌胃，空白组和模型组予生理盐水灌胃，每日 1 次，连续给药 2 周。灌胃前后分别测量 4 组兔膝关节皮温、周径、进行膝关节 Lequesne MG 评分；用药 1 周后采集标本，ELISA 法检测关节液中 IL-1β、TNF-α、MMP-13 含量；光镜下观察关节软骨病理改变并进行 Mankin's 评分，免疫组化检测软骨组织 Wnt、β-catenin 表达情况。结果显示，与空白组比较，模型组膝关节皮温、周径和 Lequesne MG 评分，关节软骨病理切片 Mankin's 评分及 Wnt、β-catenin 表达，关节液 IL-1β、TNF-α、MMP-13 含量均明显升高；与模型组比较，阳和汤组膝关节周径、Lequesne MG 评分，软骨病理切片 Mankin's 评分及 Wnt、β-catenin 表达，关节液 IL-1β、TNF-α、MMP-13 含量均明显降低。其结果说明阳和汤能抑制骨关节炎炎症反应，修复软骨损伤，其机制可能与降低炎症因子 TNF-α 和 IL-1β 的表达，抑制 Wnt/β-catenin 信号通路和改善 MMP-13 有关。

六、活血化瘀中药洗剂

雒永生等[118]通过使用活血化瘀、消肿定痛、舒经活络的中药洗剂对 KOA 模型兔的治疗研究发现：中药洗剂组兔的关节滑液中 MMP-3 含量降低，中药洗剂内药物的成分能控制炎性介质和瘀血的渗出，改善局部微循环，促进水肿吸收，阻止或减慢骨赘生成，减轻对关节的刺激，从而缓解疼痛，改善关节功能，对骨性关节炎有显著的治疗作用。

唐芳等[119]运用活血通痹汤塌渍疗法治疗兔膝骨性关节炎提出：活血通痹汤塌渍疗法治疗兔膝骨性关节炎可能是通过其抑制 Wnt/β-catenin 信号通路传导，且发现在 42 ℃条件下对软骨细胞 Wnt/β-catenin 信号通路相关因子表达的抑制作用最强，得出在 42 ℃条件下活血通痹汤塌渍疗法的治疗效果最佳。

参考文献

［1］汤敏生，彭伟雄，江笑娥，等. 广州市荔湾区社区居民症状性骨关节炎患病情况调查［J］. 广东医学，2007，28（9）：1506－1509.

［2］陈维. 梅州市中老年女性骨性关节炎相关因素的调查分析［D］. 广州：暨南大学，2010：4.

［3］MICHAEL J W P，SCHVTER-BRUST K U，EYSEL P. The epidemiology，etiology，diagnosis，and treatment of osteoarthritis of the knee［J］. Continuing medical education，2010，107（9）：152－162.

［4］廖德发. 我国骨性关节炎流行病学调查现状［J］. 微创医学，2017，12（4）：521－524.

［5］MOBASHERI A，MATTA C，ZÁKÁNY R，et al. Chondrosenescence：definition，hallmarks and potential role in the pathogenesis of osteoarthritis［J］. Maturitas，2015，80（3）：237－244.

［6］HAYFLICK L. Intracellular determinants of cell aging［J］. Mechanisms of ageing and development，1984，28：177－185.

［7］GLASS N，SEGAL N A，SLUKA K A，et al. Examining sex differences in knee pain：the multicenter osteoarthritis study［J］. Osteoarthritis cartilage，2014，22（8）：1100－1106.

［8］邱贵兴. 骨科学［M］. 北京：人民卫生出版社，2006：1599.

［9］DAVISON M J，IOANNIDIS G，MALY M R，et al. Intermittent and constant pain and physical function or performance in men and women with knee osteoarthritis：data from the osteoarthritis initiative［J］. Clinical rheumatology，2016，35（2）：371－379.

［10］杨静，孙官军，裴福兴，等. 四川省部分地区汉族中老年人骨关节炎的流行病学研究［J］. 中国骨与关节损伤杂志，2010，25（8）：693－696.

［11］陈维. 梅州市中老年女性骨性关节炎相关因素的调查分析［D］. 广州：暨南大学，2010：4－5.

［12］洪俊毅，张小春，许冠华. 膝骨性关节炎发病主要危险因素 Meta 分析［J］. 浙江中西医结合杂志，2016，26（11）：1042－1045.

［13］于波，彭伟秋，李福明. 导致膝关节骨性关节炎的常见危险因素［J］. 系统医学，2018，3（7）：194－198.

［14］YOSHIMURA N，MURAKI S，OKA H，et al. Association of knee os-
teoarthritis with the accumulation of metabolic risk factors such as over-
weight，hypertension，dyslipidemia，and impaired glucose tolerance in
Japanese men and women：The ROAD study［J］. Journal of rheumatol-
ogy，2011，38（5）：921－930.

［15］SZOEKE C E I，CICUTTINI F M，GUTHRIE J R，et al. Factors af-
fecting the prevalence of osteoarthritis in healthy middle-aged women：
Data from the longitudinal Melbourne Women's Midlife Health Project
［J］. Bone，2006（39）：1149－1155.

［16］程鹏. BMI 与老年严重膝骨性关节炎发病的相关性研究［D］. 太
原：山西医科大学，2013.

［17］姚兴璋，李兴勇. 从流行病学浅析膝关节骨性关节炎的危险因素
［J］. 西部中医药，2012，25（9）：132－135.

［18］李溪. 膝关节骨性关节炎危险因素的病例对照研究［D］. 昆明：昆
明医科大学，2019.

［19］RIYAZI N，ROSENDAAL F R，SLAGBOOM E，et al. Risk factors in
familial osteoarthritis：the GARP sibling study［J］. Osteoarthritis and
cartilage，2008（16）：654－659.

［20］吴明霞，张富强，许欣，等. 福州市中老年人骨性关节炎的相关因
素调查［J］. 福建中医药，2008，39（6）：12－14.

［21］YANG Y，WANG Y，KONG Y，et al. The effects of different frequen-
cy treadmill exercise on lipoxin A4 and articular cartilagedegeneration in
an experimental model of monosodium iodoacetate-induced osteoarthritis
in rats［J］. Plos One，2017，12（6）：e0179162.

［22］LIN S，HUANG J，ZHENG L，et al. Glucocorticoid-induced osteoporo-
sis in growing rats［J］. Calcified tissue international，2014，95（4）：
362－373.

［23］杨静，孙官军，裴福兴，等. 四川省部分地区汉族中老年人骨关节
炎的流行病学研究［J］. 中国骨与关节损伤杂志，2010，25（8）：
693－696.

［24］余卫，徐苓，秦明伟，等. 北京市城区老年人膝关节骨关节炎流行
病学调查：与美国白种人膝关节骨关节炎的临床和 X 线比较分析

［J］．中华放射学杂志，2005，39（1）：67－71.

［25］BHATTI F U，MEHMOOD A，LATIEF N，et al. Vitamin E protects rat mesenchymal stem cells against hydrogen peroxide-induced oxidative stress in vitro and improves their therapeutic potential in surgically-induced ratmodel of osteoarthritis［J］．Osteoarthritis cartilage，2017，25（2）：321－331.

［26］朱小虎，邹季．中医辨治膝关节骨性关节炎研究进展［J］．中国中医急症，2012，21（9）：1465－1466.

［27］王志中，方勇飞，罗彦，等．322例湿热痹阻型及寒湿痹阻型类风湿关节炎中医证型的客观化研究［J］．中国中西医结合杂志，2011（4）：466－470.

［28］陈广超．膝骨性关节炎中医证候的德尔菲法专家咨询调查研究［D］．昆明：云南中医学院，2013.

［29］韩煜，李春日，金明柱，等．膝骨性关节炎中医证候生物标志物特征研究［J］．辽宁中医药大学学报，2015，17（5）：13－15.

［30］赵成勇．辨证分型论治膝关节骨性关节炎238例体会［J］．内蒙古中医药，2015，3：9－10.

［31］陈哲，郭艳幸．中医药治疗膝关节骨性关节炎的研究进展［J］．中国民族民间医药，2015，11：19－21.

［32］郭跃，杨青梅，鲁超，等．膝骨性关节炎的中医证候特点研究［J］．中医临床研究，2015，7（4）：1－4.

［33］文静．膝骨性关节炎证候特征及疗效评价标准研究［D］．北京：北京中医药大学，2006.

［34］杨青梅．膝骨性关节炎的中医证候规律探究［D］．北京：北京中医药大学，2013.

［35］陈庆真．膝骨性关节炎中医证候规范化的研究［D］．广州：广州中医药大学，2008.

［36］黄木全．膝关节骨性关节炎各期经筋辨证及相关证素研究［D］．北京：北京中医药大学，2012.

［37］刘维，杨慧，吴沅皞．不同年代骨关节炎证候分布规律特点的现代文献研究［J］．中华中医药杂志，2015，30（6）：2199－2201.

［38］李兆福，狄朋桃，彭江云，等．昆明市膝骨性关节炎中医证候研究

[J]. 中医正骨, 2014, 26 (6): 24-27.

[39] 黄科棣, 刘晓平, 黄志荣, 等. 南昌地区膝骨性关节炎的中医证候分布研究 [J]. 现代诊断与治疗, 2014, 25 (4): 744-745.

[40] 李具宝, 张磊, 屈尚可, 等. 膝骨性关节炎近10年文献中内服方药功效和中医证型分析 [J]. 中国中医骨伤科杂志, 2014, 22 (3): 20-24.

[41] 王少山, 张世华, 邱红明, 等. 骨病中西医结合诊疗学 [M]. 北京: 中国中医药出版社, 2001: 338-360.

[42] 朱卫星, 韩玉范, 李成军, 等. 五联疗法治疗膝关节骨性关节炎538例 [J]. 中医外治杂志, 2006, 15 (3): 14-15.

[43] 刘向前, 姚共和, 卢敏, 等. 膝关节骨关节炎期刊文献病机因子与证候类型分析 [J]. 江苏中医药, 2005, 26 (10): 63-64.

[44] 刘向前, 姚共和, 李建斌, 等. 膝关节骨关节炎中医住院病历的中医证候诊断回顾性分析 [J]. 湖南中医学院学报, 2004 (5): 34.

[45] 姚共和, 刘向前. 膝关节骨关节炎基本证候及其分布特点的研究 [J]. 中医药学刊, 2005, 23 (9): 1553-1554.

[46] 邱红福, 卢新刚, 王欣欣, 等. 中西医结合治疗膝骨性关节炎的研究进展 [J]. 老年医学与保健, 2017, 47 (2): 60-62.

[47] 周小莉, 邵勤, 张莹, 等. 基于关节超声评价独活寄生汤治疗肝肾亏虚型膝关节骨性关节炎临床疗效 [J]. 中国中医药信息杂志, 2015, 22 (1): 18-21.

[48] 李青天. 寒痉汤联合塞来昔布治疗膝骨性关节炎寒凝证的疗效观察 [J]. 内蒙古中医药, 2021, 40 (2): 16-17.

[49] 杨伟, 张冬生, 李毅, 等. 独活寄生汤联合塞来昔布胶囊治疗老年膝骨性关节炎临床分析 [J]. 双足与保健, 2018, 27 (18): 125-126.

[50] 王明贺. 补肾健膝汤联合塞来昔布治疗老年膝骨性关节炎 [J]. 河南医学研究, 2020, 29 (14): 2626-2627.

[51] 李志勇. 独活寄生汤联合塞来昔布治疗膝关节骨性关节炎临床疗效 [J]. 临床合理用药杂志, 2021, 14 (8): 106-107.

[52] 付贵龙, 袁高明. 自拟补肾健骨汤联合塞来昔布治疗膝骨性关节炎的临床疗效 [J]. 临床合理用药杂志, 2021, 14 (12): 140-142.

［53］张康. 藤黄健骨胶囊联合塞来昔布胶囊治疗膝骨性关节炎的临床研究［J］. 辽宁中医杂志，2022，49（1）：95－98.

［54］鞠晓伟，罗宗键，吴晓光，等. 乌头汤联合塞来昔布治疗风寒湿痹证膝关节骨性关节炎的临床观察［J］. 世界中西医结合杂志，2022，17（2）：346－349，353.

［55］康凯，刘军，刘延雄. 四神煎联合双氯芬酸钠缓释胶囊治疗膝骨性关节炎急性期疗效分析［J］. 中国中医急症，2018，27（11）：1949－1951.

［56］王海有，刘效惠. 中西医结合治疗膝骨性关节炎疗效观察［J］. 中国误诊学杂志，2011，11（12）：2873.

［57］许婷婷，阚燕. 中药熏蒸结合早晚塞来昔布治疗膝骨性关节炎临床疗效［J］. 世界最新医学信息文摘，2017，17（3）：109.

［58］孔祥强，甘东浩，赵建全，等. 活血止痛散联合塞来昔布治疗膝骨性关节炎临床研究［J］. 亚太传统医药，2017，13（21）：139－142.

［59］王彧. 神金散穴位贴联合塞来昔布胶囊对膝骨性关节炎的疗效观察［D］. 南京：南京中医药大学，2020.

［60］严玲，刘堃，牟成林，等. 祛瘀通痹方外洗联合双氯芬酸钠缓释胶囊治疗膝骨性关节炎脾肾两虚、湿注骨节证临床观察［J］. 河北中医，2019，41（4）：562－565.

［61］李凤国，许雪英，周志洁，等. 中药外敷联合复方双氯芬酸钠治疗中重度骨关节炎临床疗效观察［J］. 湖北中医药大学学报，2021，23（1）：92－94.

［62］熊兴勇，吴凡，余红英. 中药罨包联合塞来昔布改善老年膝关节骨性关节炎患者关节疼痛的疗效观察［J］. 当代医学，2021，27（33）：45－47.

［63］李卫平，胥方元，蹇睿，等. 电针对实验性兔膝骨性关节炎模型白细胞介素－1β 和基质金属蛋白酶－1 表达的影响［J］. 中国康复医学杂志，2013，28（2）：139－142.

［64］任兆林. 温针灸联合塞来昔布治疗膝骨性关节炎的疗效［J］. 名医，2021（15）：67－68.

［65］庞青民. 温针灸联合塞来昔布治疗膝骨性关节炎疗效及对患者血清

相关物质水平的影响 [J]. 临床研究，2021，29（6）：122 - 123.

[66] 林树梁，叶明. 温针灸联合塞来昔布治疗膝骨性关节炎疗效及对患者血清相关物质水平的影响 [J]. 中华全科医学，2020，18（3）：476 - 479.

[67] 朱在波，毕巧莲，董兵. 双氯芬酸钠联合针灸治疗对老年膝关节骨性关节炎患者 WOMAC 评分、生活质量及炎症因子水平的影响 [J]. 临床与病理杂志，2021，41（7）：1604 - 1609.

[68] 阮搬强，刘帅，张苹，等. 温针灸联合盐酸氨基葡萄糖与双氯芬酸钠治疗老年膝骨性关节炎的临床效果评价 [J]. 中国社区医师，2018，34（10）：102 - 104.

[69] 邹怡，潘良，蔡素芬，等. 温针灸联合塞来昔布胶囊对膝骨性关节炎患者骨代谢指标和血清 IL-6、IL-17、IL-18 水平的影响 [J]. 现代生物医学进展，2022，22（6）：1074 - 1078.

[70] 郭志明. 玻璃酸钠联合针刀治疗膝关节骨性关节炎疗效观察 [J]. 实用中医药杂志，2017，33（3）：273 - 274.

[71] 杨榕，陈雨婷，张小玲. 针灸联合玻璃酸钠腔内注射对老年退行性膝关节骨性关节炎临床疗效及对疼痛程度的影响 [J]. 湖北中医药大学学报，2020，22（5）：78 - 80.

[72] 张栋良，郝运升，付志升，等. 玻璃酸钠关节腔注射联合针灸对膝骨性关节炎患者膝关节功能及 VAS 评分的影响 [J]. 临床医药文献电子杂志，2019，6（80）：63.

[73] 谢寒，明荷. 中药外敷结合玻璃酸钠关节腔注射治疗湿热内蕴型膝关节滑膜炎临床观察 [J]. 中国药业，2019，28（20）：49 - 51.

[74] 叶亦家. 四黄散外敷配合玻璃酸钠关节腔注射治疗风湿热痹型膝骨性关节炎 [J]. 现代中医药，2019，39（6）：100 - 102.

[75] 陈进. 中药熏蒸联合玻璃酸钠注射对膝骨性关节炎病人膝关节功能及预后的影响 [J]. 安徽医药，2020，24（6）：1232 - 1235.

[76] 王小川. 中药湿热敷联合玻璃酸钠注射液治疗膝关节骨性关节炎疗效观察 [J]. 实用中医药杂志，2020，36（7）：869 - 870.

[77] 陈庭瑞，杨东辉，陈超. 中药熏洗联合玻璃酸钠注射液治疗膝骨性关节炎临床研究 [J]. 新中医，2021，53（21）：121 - 124.

[78] 曹亮，黄矿英，江海清，等. 舒筋活络散热敷联合玻璃酸钠腔内注

射治疗膝关节骨性关节炎临床分析［J］．中医临床研究，2022，14
（2）：98－100．

［79］陈新伟，梅增春，龙海成，等．关节镜下清理术联合中草药外敷治
疗中老年膝骨性关节炎疗效观察［J］．中国当代医药，2016，23
（11）：155－157．

［80］刘医鸣．壮筋束骨丸联合 PRP 技术治疗早中期膝骨性关节炎的临床
疗效观察［D］．济南：山东中医药大学，2021．

［81］许冠伟，向文东，葛瑞．关节镜下清理术结合中药熏洗治疗早、中
期膝骨性关节炎的临床效果［J］．中国当代医药，2021，28（15）：
98－100，104．

［82］王弘德，李升，陈伟，等．《骨关节炎诊疗指南（2018 年版）》膝
关节骨关节炎部分的更新与解读［J］．河北医科大学学报，2019，
40（9）：993－995，1000．

［83］辛丽维．中国膝关节骨关节炎流行病学调查现状［J］．双足与保
健，2018，27（20）：73－74．

［84］王斌，邢丹，董圣杰，等．中国膝骨性关节炎流行病学和疾病负担
的系统评价［J］．中国循证医学杂志，2018，18（2）：134－142．

［85］HARISH K，CHANDRA P P，YAJUVENDRA K S，et al. Epidemiolo-
gy of knee osteoarthritis using Kellgren and Lawrence scale in Indian pop-
ulation［J］．Journal of clinical orthopaedics and trauma，2019，11
（1）：1157．

［86］XU B P，YAO M，TIAN Z R，et al. Study on efficacy and safety of
Tong-luo Qu-tong plaster treatment for knee osteoarthritis：study protocol
for a randomized，double-blind，parallel positive controlled，multi-cen-
ter clinical trial［J］．Current controlled trials in cardiovascular medi-
cine，2019，20：377．

［87］LO P C，LIN F C，TSAI Y C，et al. Traditional Chinese medicine the-
rapy reduces the risk of total knee replacement in patients with knee oste-
oarthritis［J］．Medicine，2019，98（23）：2263．

［88］张峰，刘庆春，王春成．补肾活血汤对大鼠骨性关节炎 TNF-α、
IL-1β、MMP-1 表达的影响［J］．中华中医药学刊，2019，37（8）：
1999－2003．

［89］陆洋，谢林，康然，等. 补肾益肝活血方对大鼠膝骨性关节炎疗效探讨及软骨影响实验研究［J］. 辽宁中医药大学学报，2018，20（10）：64 - 68.

［90］何挺，蔡瞩远，卓士雄，等. 补肾活血方治疗膝关节骨性关节炎的临床疗效及对血清 IL-6、TNF-α、NO 的影响［J］. 中国实用医药，2019，14（20）：14 - 17.

［91］朱创业. 补肾活血方对膝骨性关节炎的临床效果观察［J］. 中医临床研究，2017，9（11）：107 - 108.

［92］马浩哲，黄奎. 补肾活血方对肾虚血瘀证膝关节骨性关节炎患者的疗效及其对血清细胞因子的影响［J］. 世界中医药，2019，14（3）：696 - 699，704.

［93］冯海鹏，李龙，崔凯. 补肾活血汤对老年膝骨性关节炎患者骨关节炎指数评分及炎症反应的影响［J］. 黑龙江医学，2021，45（13）：1412 - 1413，1415.

［94］袁忠治，李继云，刘刚，等. 补肾活血中药对兔膝骨性关节炎作用的组织测量学研究［J］. 现代中西医结合杂志，2003（23）：2523 - 2524.

［95］于娟，李莎莎，叶莹仪，等. 补肾活血方对兔膝骨性关节炎的治疗作用研究［J］. 中国实验方剂学杂志，2014，20（6）：171 - 174.

［96］李冀. 方剂学［M］. 北京：中国中医药出版社，2012：142 - 143.

［97］唐国根，褚强，陈彦，等. 右归饮影响大鼠膝骨性关节炎疼痛的实验研究［J］. 浙江中医杂志，2017，52（3）：180 - 181.

［98］黄杨，江浪清，孔劲松，等. 右归饮对骨性关节炎模型大鼠膝关节滑膜细胞自噬和凋亡相关蛋白及血清炎症因子的影响［J］. 浙江中西医结合杂志，2018，28（9）：739 - 742，716.

［99］俞喆. 加减右归饮对兔膝骨性关节炎软骨细胞凋亡及其调控基因 Bax、Bcl-2 表达的影响［D］. 昆明：云南中医学院，2014.

［100］张宇，任艳玲，郑曲，等. 右归丸对肾阳虚型老年膝骨性关节炎近远期疗效影响［J］. 中华中医药学刊，2021，39（8）：195 - 198.

［101］杜文喜，黄杰烽，陈俊杰，等. 右归饮抑制大鼠破骨细胞作用的分子机制研究［J］. 中国临床药理学杂志，2015，31（7）：557 - 559.

［102］马春涛，谭昱，肖育志，等. 右归饮诱导的骨髓间充质干细胞/纤维蛋白胶复合物对膝关节软骨缺损兔软骨修复的影响［J］. 中医杂

志，2019，60（14）：1225 - 1231.

[103] 王刚，谭浩林，陆超峰，等. 加减右归饮对膝骨性关节炎大鼠膝关节软骨退变的影响［J］. 广州中医药大学学报，2020，37（10）：1978 - 1983.

[104] 张仲景. 金匮要略译注［M］. 刘蔼韵，译注. 上海：上海古籍出版社，2017：78.

[105] 陈俊，林洁，赵忠胜，等. 乌头汤对膝骨性关节炎模型大鼠滑膜组织 TLR4/NF-κB 信号通路的影响［J］. 中国组织工程研究，2019，23（27）：4381 - 4386.

[106] 口维敏，口锁堂. 应用乌头汤加减内服外敷治疗退行性膝骨性关节炎临床探讨［J］. 中国中医基础医学杂志，2015，21（9）：1136 - 1137，1153.

[107] 赵林灿，李薇薇，吴毅明，等. 独活寄生汤对膝骨性关节炎模型大鼠 PERK/Bip 信号通路的影响［J］. 中国实验方剂学杂志，2019，25（9）：18 - 24.

[108] 肖迪，刘俊，郑桃云. 独活寄生汤对膝关节骨性关节炎模型大鼠 NF-κB 信号通路的影响［J］. 湖北中医药大学学报，2019，21（2）：14 - 18.

[109] 刘英杰，马利杰，王相利. 独活寄生汤对兔膝骨性关节炎关节液白细胞介素 - 1 和肿瘤坏死因子的影响［J］. 河北中医，2007（8）：748 - 750.

[110] 商施锞. 通过观察膝骨性关节炎患者软骨代谢标志物改变评价独活寄生汤的疗效［D］. 重庆：重庆医科大学，2016.

[111] 冯雍，邹季. 独活寄生汤对兔膝骨性关节炎关节液中白介素 - 1β、肿瘤坏死因子 - α 和 Ⅱ 型胶原的影响［J］. 湖北中医药大学学报，2017，19（1）：15 - 18.

[112] 杨卫华. 独活寄生汤治疗膝骨性关节炎随机平行对照研究［J］. 实用中医内科杂志，2017，31（11）：7 - 9.

[113] 廉荣，付英昊. 独活寄生汤治疗膝骨性关节炎临床观察［J］. 双足与保健，2018，27（6）：168，174.

[114] 何龙. 独活寄生汤离子导入对膝关节骨性关节炎的临床疗效及炎症细胞因子影响观察［J］. 航空航天医学杂志，2019，30（6）：

734 - 735.

[115] 王文波，董建文，杨振国，等. 加味阳和汤对早期膝骨性关节炎
兔关节软骨的影响 [J]. 中医正骨，2015，27（1）：1 - 4.

[116] 冀海军，张永红. 阳和汤含药血清对膝骨性关节炎兔膝软骨 MMP-1、
MMP-3 和 TIMP-1 表达的影响 [J]. 四川中医，2020，38（3）：
72 - 76.

[117] 黄泽灵，何俊君，施珊妮，等. 基于 Wnt∕β-catenin 信号通路探讨
阳和汤对兔膝骨性关节炎的影响 [J]. 福建中医药，2020，51
（3）：60 - 63.

[118] 雒永生，关永林，柳永明，等. 中药洗剂对兔膝骨性关节炎模型组
织形态学及关节液中 MMP-3 的影响 [J]. 西部中医药，2016，29
（3）：26 - 29.

[119] 唐芳，马武开，周静，等. 活血通痹汤塌渍疗法治疗兔膝骨性关节
炎的效果及其机制 [J]. 山东医药，2018（58）：32.